JN050998

新訂第5版

マタニティ アセスメント ガイド

Maternity Assessment Guide

吉沢豊予子
鈴木　幸子　編著

真興交易㈱医書出版部

新訂にあたり

　初版の「マタニティアセスメントガイド」が出版されてから丸15年が過ぎました．この本は，臨地実習の場で，看護・助産過程の展開に悩み，何を情報として収集し，アセスメントしていくのかわからず悩んでいる看護学生，助産学生に役立ててもらいたいという思いから作られた本でした．当初，こうした悩みは学生が自ら解決していくもので，このような情報本は学生の勉強する機会を奪うことになるというようなご批判を受けたことがありました．しかし，学生からの人気は根強く，何回かの改訂を重ね現在に至っています．

　ここ十数年で，周産期医療は大きな様変わりを見せました．周産期の看護学も大きく発展しました．「マタニティアセスメントガイド」はそのつど新しい情報を盛り込んできましたが，それだけでは対応ができなくなっていました．また，初版時，新米教員であった両編著者もいつの間にか臨床感覚に鋭さがなくなっているのに気づき，今回は臨床感覚に鋭さを持ち，教員としても有能な新しい著者を3名加え，「マタニティアセスメントガイド」の徹底した情報整理を行い，「新訂マタニティアセスメントガイド」としてよみがえりました．

　妊娠期，分娩期，産褥期にある女性たち，胎児，新生児を正常から逸脱しないようにアセスメントし，ケアを提供し，評価していくのは周産期看護学の根幹を成すものです．学生たちにはこの考え方，そして技術を学んでほしいと思っています．各期アセスメント項目を示し，そのために必要な情報をできるだけ多く盛り込みました．学生たちにこのガイドに沿って情報を正しく整理でき，それを解釈できる能力を身につけてもらいたいと思っています．これは，著者がいつも変わらず思う願いなのです．

　最後に，今回の大改訂を快諾し助力いただいた，真興交易の橋内千一社長に感謝いたします．

2007年　紅葉の頃を迎えて

著　　者

第1版 はじめに

　臨床での看護を実践するうえで，問題解決型思考アプローチである看護過程は，欠くことのできないものになっている．領域を問わず，さまざまな場面でこの思考過程に基づいた看護が展開されている．それは，母性看護領域においても同様である．

　この看護過程は，アセスメント（情報−看護診断あるいは判断）・計画立案・実施・評価と大きく4段階に分類される．

　その第1段階であるアセスメントとは，情報を収集し，それを分析し，その結果として診断をする作業のことをいう．

　しかし，このアセスメントの作業がいちばん難しく，なにをどうアセスメントしたらいいのか，その判断基準になにを用いたらいいのか，看護師・助産師，新人ナース，助産師学生が迷うところではないだろうか．

　そこで，そのような悩みを抱える看護職者のために，またアセスメントガイドブックの要望が高いことから，今回母性看護学，助産学領域における看護過程に必要なアセスメントを作成した．

　母性看護領域のなかで，特に中心的な対象となるのが妊娠，分娩，産褥期にあるマタニティサイクル期の対象者である．そこで，この時期のケアに必要なアセスメントの枠組みと情報の判断基準を示した．

　マタニティサイクル期の情報は，近年胎児をはじめとして周産期の検査法が非常に進歩したために，数多くの情報が氾濫したが，その一方で確かな情報が確実に得られるようにもなってきた．

　本書は，それらの情報の識別ガイドとして，さらに情報の系統的な収集，整理の手引き書として活用されることを目的としている．

　ここに示されたアセスメント項目には，看護を展開するうえで看護情報（対象者の心理的側面，社会的側面）の把握も医

学情報と同等に非常に重要であることを意識して，できるだけ多くの看護情報を盛り込み，トータル的な対象把握ができるように心がけた．

　また，いままで，問診から得られていた情報をどのように処理したらいいのか，それぞれのアセスメントに共通する情報の書き方をどう工夫すればいいのかが問題ではなかっただろうか．

　このような問題を解決するために，各時期で必要な情報を「妊娠の各アセスメントに共通する基本データ」というように，まとめて提示することにした．

　このガイドブックは，最初に各時期に必要なアセスメント項目を提示し，次にそのアセスメントを実施する際に必要な詳しい情報をわかりやすく盛り込んでいる．

　看護情報をトータルで把握できる本書が，学びの場や臨床の現場で広く皆様に活用されていくことを望んでいる．

1992年　初春

著　　者

目　次

第3章　褥婦編……………*215*
鈴木幸子／工藤里香

第4章 新生児編
鈴木幸子／山本英子

第1章
妊婦編

●アセスメント項目●

I. 妊娠期のアセスメント

1 妊娠の診断

2 妊娠週数・分娩予定日のアセスメント

3 妊娠経過のアセスメント

4 妊婦の心理的・社会的側面のアセスメント

5 安定した日常生活維持に関するアセスメント

6 親準備状態のアセスメント

問診票（見本）

名前＿＿＿＿＿＿＿＿＿＿＿

以下の下線部には数値を，当てはまる項目は□にチェックをお願い致します.

記入日＿＿＿年＿＿＿月＿＿＿日

1. 年齢＿＿＿歳　身長＿＿＿cm　妊娠前の体重＿＿＿kg

2. 月経について　最終月経開始日は？＿＿＿月＿＿＿日に開始

　　　　　　　周期は：□順　□不順

3. 現在の婚姻関係について　□初婚(＿＿＿歳時)

　　　　　　　　　　　　　□(＿＿＿)回めの結婚(＿＿＿歳時)

　　　　　　　　　　　　　□入籍予定　□入籍予定なし

（次頁につづく）

4. 薬剤アレルギー，喫煙，飲酒についてお聞きします．
   薬のアレルギー：□なし　□あり(薬品名：　　　　　　　　　　　)
   たばこ：□吸わない　□妊娠前吸っていた　□現在吸っている(＿＿本/日)
   　　　　□家族・同居人が吸っている
   飲酒：□しない　□妊娠前はあった　□現在飲酒している(＿＿合/日)
5. 喘息がありますか？　□なし　□あり(最終発作は＿＿歳)
6. 現在服用している，または過去に処方されて服用していた薬，サプリメント
   など栄養機能食品はありますか？
   □なし　□あり(睡眠剤　抗不安薬　向精神薬
   　　　　　　　　そのほか具体的な内容：　　　　　　　　　　)
7. 過去に手術(美容形成や乳房形成を含む)または放射線治療などを受けたこと
   がありますか？
   □なし　□あり(　　　　　　　　　　　　　　　　　　　　　)
8. 子宮頸がん検診を受けたことがありますか？
   □あり(最後に受けたのは＿＿年＿＿月)　□なし
9. 子宮頸部円錐切除術についてお聞きします．
   □受けたことがない　□受けたことがある(受けたのは＿＿年＿＿月)
10. 乳がん検診を受けたことがありますか？
    □あり(最後に受けたのは＿＿年＿＿月)　□なし
11. 過去に輸血を受けたことがありますか？
    □なし　□あり(理由：　　　　　　　　　　　　　　　　　　)
12. 過去3カ月以内に以下のことはありましたか？(ありの場合チェック)
    □発熱　□発疹　□首のリンパ節の腫れ　□風疹患者との接触
    □小児との接触が多い職場での就労
13. 海外渡航についてお聞きします．
    □過去3カ月以内に自分が行った(場所：　　　　　　　　　)
    □過去3カ月以内に同居家族が行った(場所：　　　　　　　　　)
    □パートナーが海外に行くことがある
14. ワクチンのある病気や発疹の出る病気についてお聞きします．
    麻しん(はしか)：□かかった　□ワクチンを受けた　□不明
    風しん：□かかった　□ワクチンを受けた　□不明
    水痘(水ぼうそう)：□かかった　□ワクチンを受けた　□不明
    流行性耳下腺炎(おたふく)：□かかった　□ワクチンを受けた　□不明
    性器ヘルペス：□おぼえがない　□かかったことがある　□時々出る
15. 過去の妊娠や分娩についてお聞きします．
    □今回が初めての妊娠
    □過去に妊娠したことがある(当てはまる場合すべてにチェック)
    　□人工流産(＿＿回)　□自然流産(＿＿回)
    　□異所性(子宮外)妊娠(＿＿回)

(次頁につづく)

　　　□経腟分娩(＿＿回：うち吸引分娩＿＿回：鉗子分娩＿＿回)
　　　□帝王切開分娩(＿＿回)
　　　□早産　□妊娠高血圧症候群　□常位胎盤早期剥離　□ヘルプ症候群
　　　□分娩時大量出血　□その他

16. 過去に分娩した児についてお聞きします．(当てはまる場合すべてにチェック)
　　　□出生体重2,500 g未満　□出生体重3,500 g以上　□肩甲難産　□死産
　　　□新生児死亡　□B群溶連菌(GBS)感染症　□新生児仮死
　　　□その他児についていわれたことがあれば
　　　(　　　　　　　　　　　　　　　　　　　　　　　　　　　　　　)

17. 今回の妊娠成立までの経過についてお聞きします．
　　　□自然妊娠　□不妊症治療妊娠(不妊治療内容：　　　　　　　　　　)
　　　□その他(　　　　　　　　　　　　　　　　　　　　　　　　　　)

18. 今までに指摘されたことのある産婦人科疾患についてお聞きします．
　　　□子宮筋腫　□子宮内膜症　□子宮腺筋症　□子宮奇形　□卵巣腫瘍
　　　□乳腺疾患(良性または悪性)
　　　□その他(病名　　　　　　　　　　　　　　　　　　　　　　　　)

19. 今までに指摘されたことのある病気についてお聞きします．
　　　□高血圧　□糖尿病　□腎疾患　□心疾患　□甲状腺疾患　□肝炎
　　　□自己免疫疾患　□脳梗塞　□脳内出血　□てんかん　□精神疾患
　　　□血液疾患　□悪性腫瘍　□血栓症
　　　□その他(病名：　　　　　　　　　　　　　　　　　　　　　　　)

20. ご自分の両親あるいは兄弟姉妹に，以下の病気を現在もしくは過去に持った方がいますか？
　　　□高血圧　□糖尿病　□静脈血栓塞栓症
　　　□その他の遺伝性疾患(病名：　　　　　　　　　　　　　　　　　)

21. 妊娠がわかったときの気持ちはいかがでしたか？
　　　□嬉しかった　□困った　□複雑な気持ち　□不安

22. 今までにカウンセラーや心療内科・精神科などに自分のことを相談したことはありますか？
　　　□なし　□あり(その内容：　　　　　　　　　　)
　　　□これから相談したい(その内容：　　　　　　　　　　)

23. 妊娠・出産その後の育児・授乳において不安や心配がありますか？　まわりに相談できる人はいますか？
　　　□なし　□あり(　　　　　　　　　　)　相談できる人が　□いる　□いない

24. 妊娠・出産，育児などで困ったことが起きたときに貴方のことを行政の支援機関にお知らせしてもよいですか？
　　　□かまわない，必要があればそうしてほしい
　　　□それは困る，しないでほしい

(文献 1 より引用)

妊娠期のアセスメント

1 妊娠の診断

▶▶アセスメント
- ❶ 問診によるアセスメント
- ❷ 基礎体温からのアセスメント
- ❸ 試薬を用いた免疫学的妊娠判定
- ❹ 内診法によるアセスメント
- ❺ 外診法によるアセスメント
- ❻ 超音波法によるアセスメント

❶ 問診によるアセスメント

下記の情報を得る.

妊婦の各アセスメントに共通する基本データ(p.1「問診票」参照).

- ①最終月経
- ②悪阻(つわり)の時期
- ③体熱感, 易疲労感, 頻尿の有無
- ④乳房の変化(乳頭過敏, 乳房緊満感, 乳房痛)
- ⑤腟分泌物の量・性状の変化
- ⑥多彩な不定愁訴(表1-1)の有無

❷ 基礎体温からのアセスメント

下記の診断を行うことができる.

- ①正常月経周期, 排卵性月経の判定

表 1-1　妊娠初期（2〜3 カ月）の多彩な不定愁訴

	項　　目	発生率(%)		項　　目	発生率(%)
血管運動神経系	熱　　　　感	51.6	運動器系	腰　　　　痛	31.6
	冷　え　性	43.8		肩　こ　り	35.7
	の　ぼ　せ	17.3		関　節　痛	6.2
	心　悸　亢　進	32.4		筋　　　　痛	6.2
	頻　　　　脈	18.6		腓　筋　痛	5.1
	遅　　　　脈	0		脊　椎　痛	9.5
精神神経系	頭　　　　痛	57.6		坐　骨　痛	8.6
	め　ま　い	52.2	皮膚分泌系	発　汗　亢　進	25.9
	不　　　　眠	17.3		口内乾燥感	64.6
	耳　　　　鳴	7.3		唾液分泌増加	46.5
	内　光　視	17.0	泌尿器系	頻　　　　尿	42.4
	圧　迫　感	9.7		排　尿　痛	3.8
	恐　怖　感	9.5	消化器系	悪　　　　心	91.6
	記憶力不良	15.9		嘔　　　　吐	52.7
	判断力不良	11.4		食　欲　不　振	92.4
知覚系	し　び　れ　感	15.4		便　　　　秘	63.4
	知　覚　過　敏	35.1		下　　　　痢	14.1
	知　覚　鈍　麻	5.9	疲　労　感		83.2
	蟻　走　感	6.8			

（文献 2 より引用）

②排卵日の推定

③黄体機能不全の診断

④無排卵性月経の診断

⑤妊娠の早期診断（高温相21日以上：3 週間持続したとき）

⑥ホルモン薬影響の判断

⑦基礎体温型（**図1-1**）

❸ 試薬を用いた免疫学的妊娠判定（表1-2-①〜②）

ヒト絨毛性ゴナドトロピン（human chorionic gonadotropin : hCG）を検出する方法.

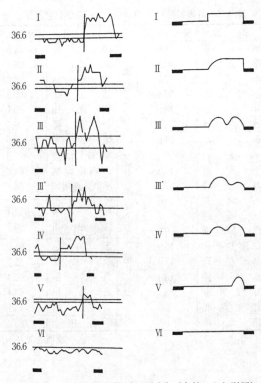

図 1-1 基礎体温型(松本の分類)(文献 3 より引用)

1. 妊娠判定薬の測定を**表1-2-①**に示す.
2. 妊娠判定に使用する薬物は,その感度により妊娠判定時期が異なる.20 IU/Lでは着床直後,25 IU/Lでは着床から 3 日(排卵より9±2日),50 IU/Lでは妊娠 3 ～ 4 週(排卵の12±2日)で陽性となる.

表 1-2-① 医療用妊娠診断薬

	商品名	検出感度	判定までの時間	測定原理	販売会社
カセットタイプ	HCGテストパック・＋OBC	25 IU/L	5分	免疫クロマトグラフィー法	サンワ化学
	スマイラストHCG	15 IU/L	5～10分	金コロイド免疫クロマト法	アルフレッサファーマ
	クイックビューワンステップhCGtest	25 IU/L	3分	金コロイド免疫クロマト法	アルフレッサファーマ
	プライムチェックHCG	20 IU/L	5分	免疫クロマトグラフィー法	アルフレッサファーマ
	Gチェック25	25 IU/L	2分	金コロイド免疫法	ニプロ
	GチェックFT	25 IU/L	3～5分	金コロイド免疫法	ニプロ
	ゴールドサインHCGワンステップ	25 IU/L	2～3分	金コロイド免疫法	森永乳業
ストリップタイプ	ゴールドサインHCG・HK	25 IU/L	3分	免疫クロマトグラフィー法	森永乳業
	ゲステートST-II	25 IU/L	3～5分	金コロイド免疫クロマト法	栄研化学
	ゴナスティック25	25 IU/L	2分	金コロイド免疫クロマト法	持田製薬
	ゴナスティックW	25・1000 IU/L	3～4分	免疫クロマトグラフィー法	持田製薬
	GチェックCA・N	50 IU/L	2～3分	金コロイド免疫クロマト法	ニプロ
	hCGテスト「KMX」	25 IU/L	2分	金コロイド免疫クロマト法	協和メデックス
スティックタイプ	クリアビューEASYHCG	25 IU/L	3分	サンドイッチ型免疫測定法	アリーアメディカル
	HCGクイックチェッカーS	50 IU/L	3分	免疫クロマトグラフィー法	ミズホメディー
	HCGクイックチェッカーDip	12.5 IU/L	2分	免疫クロマトグラフィー法	ミズホメディー
	チェックワンファスト	25 IU/L	1分	金コロイド免疫クロマト法	アラクス
反応用トレイ	ハイツインクロンhCG「栄研」	1 IU/L	2時間	ラテックス凝集法	栄研化学

（各社製品情報概要、添付文書、ホームページより作成）

表 1-2-② 市販されている妊娠診断薬

商品名	検出感度	判定までの時間	販売会社
チェックワン	50 IU/L	1分	アラクス
ドゥーテスト・hCG	50 IU/L	1分	ロート製薬
クリアブルー	50 IU/L	1分	オムロンヘルスケア
P-チェック・S	50 IU/L	1〜3分	ミズホメディー
チェックワンデジタル	50 IU/L	1〜3分	アラクス
デジタルP-チェック	50 IU/L	3分	ミズホメディー
クリアブルーデジタル妊娠検査薬	50 IU/L	3分	オムロンヘルスケア

※測定原理はすべて免疫クロマトグラフィー法.
（各社製品情報概要，添付文書，ホームページより作成）

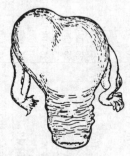

図 1-2 ピスカチェック(Piskacek)徴候

❹ 内診法によるアセスメント

●内診法により，以下7項目を知ることができる.

1. 子宮の大きさの増加

2. かたちの変化：ピスカチェック(Piskacek)徴候(図1-2)
   妊娠初期には子宮が平等に肥大しないで，妊卵の着床部位が著明に潤軟膨大する.

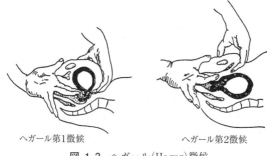

ヘガール第1徴候 　　　　　　　　　ヘガール第2徴候

図 1-3　ヘガール（Hegar）徴候

3. 柔軟化：ヘガール（Hegar）徴候（図1-3）

(1)第1徴候：妊娠初期の子宮頸管は潤軟ではなく，子宮体に比して硬い．そのため双合診によって両者の境界，つまり内子宮口付近を内外両指の間で圧迫すると，球形が軟らかい体部と硬い頸部との間に，あたかも実質が消失したように，はさむ組織がないように感じる．

(2)第2徴候：子宮壁が潤軟となるため，双合診によって内外両指の間に子宮前壁をはさんで，つまみ上げることができる．

4. 子宮腟部の変化：チャドウィック（Chadwick）徴候

リビド着色：暗赤色，紫色の着色を認める．

5. 子宮筋の収縮：ブラクストン‐ヒックス（Braxton-Hicks）収縮

子宮筋の感受性が増し，外力の刺激により不規則な無痛性の収縮を認める．

6. 胎児の触知

妊娠4カ月以降で胎児の触知ができる．

7. 胎児浮球感

妊娠5〜8カ月ごろに，羊水に浮かんでいる胎児を内診指で知ることができる.

⑤ 外診法によるアセスメント

1. 皮膚の色素沈着

乳頭，乳輪，外陰部，腹壁正中線，臍部に色素沈着が著明. 顔面，頸部に左右対称の斑紋状の色素沈着がみられることがある.

2. 乳腺の発達

これにともなう圧痛，初乳(乳房の変化，p.104の図1-65, 66参照).

3. 胎児の認知

妊娠20週以降の触診あるいは視診.

4. 胎児心音，種々の雑音の聴取

ドプラー法は，妊娠8〜12週以降，聴取可能となる.

⑥ 超音波法によるアセスメント

1. 胎囊(gestational sac：GS)による診断

(1)GSは経腟法で，妊娠4週後半より子宮内で確認可能
　　(妊娠5〜7週までに100%)
(2)GSの計測(経腟法)：絨毛膜腔の最大長径の内腔を測定(図1-4, 5)

2. 卵黄囊(yolk sac)

妊娠5週ごろよりリング状の卵黄囊が確認できれば，胎芽自体がみられなくても胎囊と断定できる.

3. 胎芽の描出による診断

(1)妊娠6〜7週よりGSの中に胎児像が確認可能となり，妊娠9〜10週では，頭部・躯幹・四肢の区別が明瞭となって経腟法で正確に測定できる.
(2)頭臀長(crown rump length：CRL)を用いて測定する(図1-6, 表1-3).

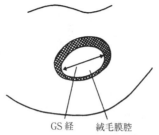

図 1-4　GSの計測（経腟法）

胎嚢（GS）の発育曲線

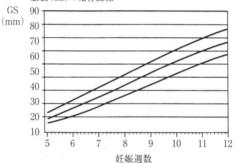

図 1-5　超音波による妊娠週数診断
（文献4より引用）

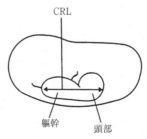

図 1-6　CRLの計測

表 1-3 CRL値に対応する妊娠日数

CRL	Gestational Age		
(mm)	10%tile	50%tile	90%tile
13	7W + 3	8W + 0	9W + 0
14	7W + 4	8W + 1	9W + 1
15	7W + 5	8W + 2	9W + 1
16	7W + 6	8W + 3	9W + 2
17	8W + 0	8W + 4	9W + 3
18	8W + 1	8W + 5	9W + 4
19	8W + 2	8W + 6	9W + 5
20	8W + 3	9W + 0	9W + 6
21	8W + 4	9W + 1	10W + 0
22	8W + 4	9W + 2	10W + 1
23	8W + 5	9W + 2	10W + 1
24	8W + 6	9W + 3	10W + 2
25	9W + 0	9W + 4	10W + 3
26	9W + 1	9W + 5	10W + 4
27	9W + 2	9W + 6	10W + 5
28	9W + 2	10W + 0	10W + 5
29	9W + 3	10W + 0	10W + 6
30	9W + 4	10W + 1	11W + 0
31	9W + 5	10W + 2	11W + 0
32	9W + 6	10W + 3	11W + 1
33	9W + 6	10W + 3	11W + 2
34	10W + 0	10W + 4	11W + 2
35	10W + 1	10W + 5	11W + 3
36	10W + 1	10W + 5	11W + 3
37	10W + 2	10W + 6	11W + 4
38	10W + 3	11W + 0	11W + 5
39	10W + 3	11W + 0	11W + 5
40	10W + 4	11W + 1	11W + 6
41	10W + 5	11W + 2	11W + 6
42	10W + 5	11W + 2	12W + 0
43	10W + 6	11W + 3	12W + 0
44	10W + 6	11W + 3	12W + 2
45	11W + 0	11W + 4	12W + 2
46	11W + 0	11W + 5	12W + 3
47	11W + 1	11W + 5	12W + 3
48	11W + 1	11W + 6	12W + 4
49	11W + 2	11W + 6	12W + 5
50	11W + 3	12W + 0	12W + 5
51	11W + 3	12W + 0	12W + 6
52	11W + 4	12W + 1	12W + 6
53	11W + 4	12W + 1	13W + 0
54	11W + 5	12W + 2	13W + 1
55	11W + 5	12W + 2	13W + 1

（文献1より引用）

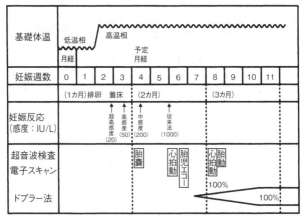

図 1-7 妊娠反応および超音波検査の陽性所見発現の目安
（文献5より引用）

CRLの計測：胎児像の頭部先端より臀部までの距離，
その最長径を測定

10～50 mm未満の間で評価する（10 mm未満，50 mm
以上は誤差が大きくなるため）→妊娠週数，出産予定
日の確定

(3)妊娠反応および超音波検査による目安（**図1-7**）

4. 胎児心拍動（fetal heart beat：FHB）

妊娠5週末～6週で100%.

> ▶▶アセスメント
> ❶ 最終月経からのアセスメント
> ❷ 胎児頭臀長(CRL)からのアセスメント
> ❸ 性交日からのアセスメント
> ❹ 基礎体温からのアセスメント
> ❺ 排卵確認日からのアセスメント
> ❻ IVF-ET，GIFTの場合のアセスメント
> ❼ 胎児心拍動日確認からのアセスメント
> ❽ 胎児諸計測値からのアセスメント
> ❾ 悪阻や初回胎動自覚からのアセスメント
> ❿ 腹囲・子宮底長からのアセスメント
> ⓫ 妊娠週数

❶ 最終月経からのアセスメント

1. 妊娠成立前の最終月経第1日目＋280日
2. 最終月経からの算出法：ネーゲル(Naegele)の概算法
   分娩予定月は，最終月経を含む当該月に9を加えるか，3を引いて分娩予定月を概算する．予定日は，最終月経の第1日目に7日を加えて算出する．

> 分娩予定月＝最終月経の月＋9（または－3）
> 分娩予定日＝最終月経の日＋7

❷ 胎児頭臀長(CRL)からのアセスメント

超音波法によるアセスメント(p.10〜13参照)．
最終月経日からの予定日と，CRL(CRL＝11〜14mmの時期)から算出された予定日が7日以上異なる場合は，CRLから算出された予定日に修正する．

❸ 性交日からのアセスメント

妊娠が成立した性交日が明らかな場合，その日を妊娠14日目とする．

❹ 基礎体温からのアセスメント

基礎体温高温相第1日を推定排卵日として，妊娠14日目とする．

❺ 排卵確認日からのアセスメント

超音波検査により，発達した卵胞の虚脱，ダグラス窩への卵胞液の貯留の確認により排卵日が確定したとき，排卵日を妊娠14日目とする．

❻ IVF-ET, GIFTの場合のアセスメント

採卵日を推定排卵日とし，妊娠14日目とする．凍結胚移植の場合は，肺移植日に受精後の培養日数を加味して予定日を決定する．

❼ 胎児心拍動日確認からのアセスメント

1. 経腟超音波……妊娠5週後半から心拍確認．妊娠6週で100%
2. 経腹超音波……妊娠6週目から確認可能．妊娠8週で100%
3. 超音波ドプラー……妊娠8週目から確認可能．妊娠12週で100%

❽ 胎児諸計測値からのアセスメント(図1-8)

1. 胎児頭部の計測(図1-9)

(1) 児頭大横径(biparietal diameter：BPD)の計測

児頭の横断面でmidlineエコーを抽出する．透明中隔腔と四丘体槽の両者が描写される断面で，プローベに近い頭蓋骨外側から対側の頭蓋骨内側までを計測する．

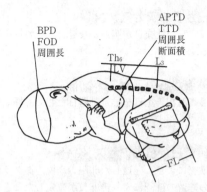

図 1-8 胎児各部分の測定法（文献 6 より引用）

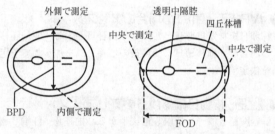

図 1-9 BPD, FODの計測（文献 7 より引用）

(2)児頭前後径（front-occipital diameter：FOD）の計測
　　BPDの同一断面で，左右頭蓋骨の中央から中央まで
　　を計測する．

2. 胎児軀幹の計測（図1-10）

　(1)腹部前後径（antero-posterior trunk diameter：APTD）
　　の計測
　(2)腹部横径（transverse trunk diameter：TTD）の計測
　　胎児の腹部大動脈に直行する断面で，臍静脈が胎児腹
　　壁から脊椎全長の1/3〜1/4に描写される断面の高さの
　　APTDとTTDを計測する．

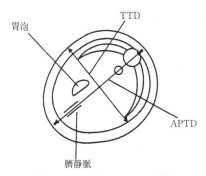

図 1-10　APTD, TTDの計測

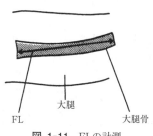

図 1-11　FLの計測

3. 胎児の四肢の計測

(1) 上腕骨長（humerus length：HL）の計測

上腕骨の長軸を描写し，化骨部分（エコーが強い部分）
の計測を行う．

(2) 大腿骨長（femur length：FL）の計測（**図1-8, 11**）

大腿骨の長軸を描写し，化骨部分の中央から中央ま
でを計測する．

4. 胎児脊椎の計測

(1) 脊椎長（supine length：SL）の計測

胎児の縦断像で，岬角を基準として第3腰椎中央から

第6胸椎中央までの10個の椎体間の距離を計測する（図1-12）.

5. 妊娠中期における各部位の発達

超音波検査から得られる各部位の検査情報（表1-4-①〜④, 図1-13, 14）

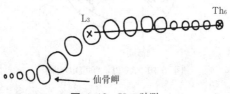

図 1-12　SLの計測

表 1-4-①　BPD値に対応する妊娠日数

BPD (mm)	gestational age		BPD (mm)	gestational age	
	mean	SD		mean	SD
13	10W + 3	4	35	16W + 1	5
14	10W + 4	4	36	16W + 1	6
15	10W + 5	4	37	17W + 2	6
16	11W + 6	4	38	17W + 3	6
17	11W + 0	4	39	17W + 3	6
18	11W + 1	4	40	18W + 4	6
19	11W + 2	4	41	18W + 5	6
20	12W + 3	4	42	18W + 5	6
21	12W + 4	4	43	19W + 6	6
22	12W + 4	4	44	19W + 6	6
23	13W + 5	5	45	19W + 0	6
24	13W + 6	5	46	20W + 0	1W + 0
25	13W + 0	5	47	20W + 1	1W + 0
26	14W + 1	5	48	20W + 1	1W + 0
27	14W + 2	5	49	20W + 2	1W + 0
28	14W + 2	5	50	21W + 3	1W + 0
29	14W + 3	5	51	21W + 3	1W + 0
30	15W + 4	5	52	21W + 6	1W + 0
31	15W + 5	5	53	22W + 1	1W + 1
32	15W + 6	5	54	22W + 3	1W + 1
33	16W + 6	5	55	22W + 5	1W + 1
34	16W + 0	5	56	23W + 1	1W + 1

（次頁につづく）

57	23W + 3	1W + 1	74	29W + 4	1W + 4
58	23W + 5	1W + 1	75	30W + 0	1W + 4
59	24W + 1	1W + 1	76	30W + 3	1W + 4
60	24W + 3	1W + 2	77	30W + 6	1W + 5
61	24W + 5	1W + 2	78	31W + 2	1W + 5
62	25W + 1	1W + 2	79	31W + 5	1W + 5
63	25W + 3	1W + 2	80	32W + 1	1W + 5
64	25W + 5	1W + 2	81	32W + 5	1W + 5
65	26W + 1	1W + 2	82	33W + 1	1W + 6
66	26W + 3	1W + 3	83	33W + 5	1W + 6
67	26W + 6	1W + 3	84	34W + 2	1W + 6
68	27W + 2	1W + 3	85	34W + 6	1W + 6
69	27W + 4	1W + 3	86	35W + 3	2W + 0
70	28W + 0	1W + 3	87	36W + 0	2W + 0
71	28W + 3	1W + 3	88	36W + 5	2W + 0
72	28W + 5	1W + 4	89	37W + 4	2W + 0
73	29W + 1	1W + 4	90	38W + 3	2W + 1

（文献1より引用）

表 1-4-②　胎児腹囲の妊娠週数ごとの基準値

gestational age	AC(cm)				
	− 2.0SD	− 1.5SD	mean	+ 1.5SD	+ 2.0SD
16W + 0	8.5	9.0	10.4	11.8	12.3
17W + 0	9.4	9.9	11.4	12.9	13.4
18W + 0	10.4	10.9	12.5	14.0	14.6
19W + 0	11.3	11.8	13.5	15.1	15.7
20W + 0	12.2	12.8	14.5	16.2	16.8
21W + 0	13.2	13.7	15.5	17.3	17.9
22W + 0	14.1	14.7	16.5	18.4	19.0
23W + 0	15.0	15.6	17.5	19.5	20.1
24W + 0	15.9	16.5	18.5	20.5	21.2
25W + 0	16.8	17.4	19.5	21.6	22.3
26W + 0	17.6	18.3	20.5	22.6	23.3
27W + 0	18.5	19.2	21.4	23.6	24.4
28W + 0	19.3	20.1	22.4	24.7	25.4
29W + 0	20.2	20.9	23.3	25.6	26.4
30W + 0	21.0	21.8	24.2	26.6	27.4
31W + 0	21.8	22.6	25.1	27.6	28.4
32W + 0	22.5	23.4	25.9	28.5	29.4
33W + 0	23.3	24.2	26.8	29.4	30.3
34W + 0	24.0	24.9	27.6	30.3	31.2
35W + 0	24.7	25.6	28.4	31.2	32.1
36W + 0	25.4	26.3	29.2	32.0	33.0
37W + 0	26.0	27.0	29.9	32.8	33.8

（次頁につづく）

38W + 0	26.6	27.6	30.6	33.6	34.6
39W + 0	27.2	28.2	31.3	34.3	35.4
40W + 0	27.7	28.8	31.9	35.1	36.1
41W + 0	28.2	29.3	32.5	35.7	36.8
42W + 0	28.7	29.8	33.1	36.4	37.5

（文献1より引用）

表 1-4-③　FL値に対応する妊娠日数

FL (mm)	gestational age mean	SD	FL (mm)	gestational age mean	SD
20	16W + 1	6	46	26W + 2	1W + 3
21	16W + 3	6	47	26W + 5	1W + 3
22	16W + 6	6	48	27W + 2	1W + 3
23	17W + 1	1W + 0	49	27W + 5	1W + 3
24	17W + 3	1W + 0	50	28W + 2	1W + 3
25	17W + 6	1W + 0	51	28W + 5	1W + 3
26	18W + 1	1W + 0	52	29W + 2	1W + 4
27	18W + 3	1W + 0	53	29W + 5	1W + 4
28	18W + 6	1W + 0	54	30W + 2	1W + 4
29	19W + 1	1W + 0	55	30W + 5	1W + 4
30	19W + 4	1W + 1	56	31W + 2	1W + 4
31	20W + 0	1W + 1	57	31W + 6	1W + 4
32	20W + 2	1W + 1	58	32W + 3	1W + 4
33	20W + 5	1W + 1	59	33W + 0	1W + 5
34	21W + 1	1W + 1	60	33W + 3	1W + 5
35	21W + 3	1W + 1	61	34W + 0	1W + 5
36	21W + 6	1W + 1	62	34W + 4	1W + 5
37	22W + 2	1W + 2	63	35W + 1	1W + 5
38	22W + 5	1W + 2	64	35W + 5	1W + 5
39	23W + 1	1W + 2	65	36W + 2	1W + 5
40	23W + 4	1W + 2	66	37W + 0	1W + 5
41	24W + 0	1W + 2	67	37W + 4	1W + 6
42	24W + 3	1W + 2	68	38W + 1	1W + 6
43	24W + 6	1W + 2	69	38W + 5	1W + 6
44	25W + 3	1W + 2	70	39W + 3	1W + 6
45	25W + 6	1W + 3			

（文献1より引用）

表 1-4-④　胎児体重の妊娠週数ごとの基準値

gestational age	EFW(g)				
	− 2.0SD	− 1.5SD	mean	+ 1.5SD	+ 2.0SD
18W + 0	126	141	187	232	247
19W + 0	166	186	247	308	328
20W + 0	211	236	313	390	416
21W + 0	262	293	387	481	512
22W + 0	320	357	469	580	617

（次頁につづく）

23W + 0	386	430	560	690	733
24W + 0	461	511	660	809	859
25W + 0	546	602	771	940	996
26W + 0	639	702	892	1,081	1,144
27W + 0	742	812	1,023	1,233	1,304
28W + 0	853	930	1,163	1,396	1,474
29W + 0	972	1,057	1,313	1,568	1,653
30W + 0	1,098	1,191	1,470	1,749	1,842
31W + 0	1,231	1,332	1,635	1,938	2,039
32W + 0	1,368	1,477	1,805	2,133	2,243
33W + 0	1,508	1,626	1,980	2,333	2,451
34W + 0	1,650	1,776	2,156	2,536	2,663
35W + 0	1,790	1,926	2,333	2,740	2,875
36W + 0	1,927	2,072	2,507	2,942	3,086
37W + 0	2,059	2,213	2,676	3,139	3,294
38W + 0	2,181	2,345	2,838	3,330	3,494
39W + 0	2,292	2,466	2,989	3,511	3,685
40W + 0	2,388	2,572	3,125	3,678	3,862
41W + 0	2,465	2,660	3,244	3,828	4,023

胎児発育曲線

（文献 1 より引用）

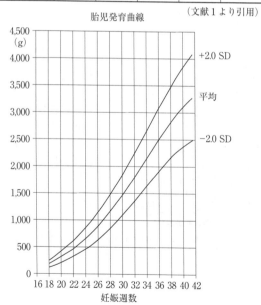

図 1-13　妊娠週数別の胎児体重の基準値（文献 8 より引用）

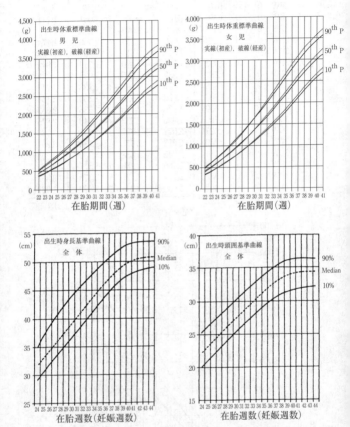

図 1-14 出生時体格基準曲線(パーセンタイル版)(文献9より引用)

❾ 悪阻や初回胎動自覚からのアセスメント

悪阻(つわり)の自覚：妊娠4～6週.

胎動の知覚：初産婦は妊娠20週前後，経産婦は妊娠16～18週前後に胎動を知覚する.

❿ 腹囲・子宮底長からのアセスメント

1. 子宮底長の測定法(表1-5, 6. 図1-15, 16)

(1)安藤の方法：膝を伸ばした状態で，恥骨結合上縁から子宮底の到達し得る最高点までの距離を測定する.

(2)今井の方法：膝を曲げた状態で，恥骨結合上縁から子宮体前壁が腹壁に接する最高のところまでの距離を正中線で計測する.

表 1-5　子宮底長

妊娠週数	安藤の方法による値	室岡らの成績
16週	10 cm	10～12 cm
20週	15 cm	15～20 cm
24週	20 cm	18～24 cm
28週	24 cm	22～28 cm
32週	28 cm	26～32 cm
36週	32 cm	29～34 cm
40週	34 cm	31～36 cm

表 1-6　妊娠8カ月と10カ月の鑑別

鑑 別 点	妊娠8カ月	妊娠10カ月
下 向 部 の 児 頭	骨盤入口上に移動	初産婦では骨盤入口上に固定
腹 部 前 方 突 出	(−)	(＋)
腹 囲	約80 cm	約90 cm
臍 窩	残 存	扁 平
恥骨結合上縁から子宮底までの長さ	25～29 cm	32～35 cm
子 宮 腟 部	やや短縮	初産婦で消失

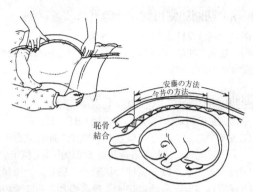

図 1-15　子宮底長の測り方

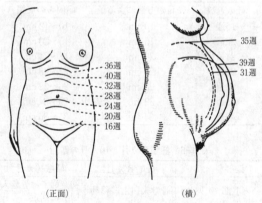

（正面）　　　　　　　　　　（横）

図 1-16　子宮底の高さ

2. 子宮底長平均値の目安と算定方法（図1-17）

・妊娠週数－3（cm）

・妊娠5カ月まで：月数×3（cm）

・妊娠6カ月以降：月数×3＋3（cm）

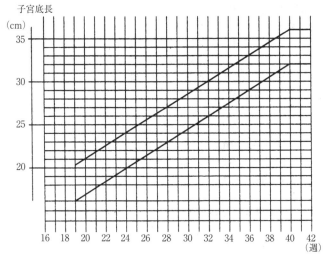

図 1-17　子宮底長による妊娠週数診断（文献4より引用）

3. 腹囲の測定法

　臍を通る腹部周囲をメジャーがベッド面と垂直になるようにして計測する．また，最大周囲（3カ所を測定し，その最大値）をとる方法もある（図1-18）．

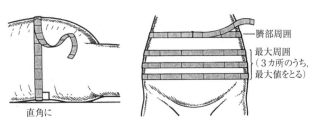

図 1-18　腹囲の測定法（文献10より引用）

⓫ 妊 娠 週 数

1. 妊娠の持続期間と定義：妊娠期間は最終月経の初日から280±15日であることから，最終月経開始日を妊娠 0 日とし，妊娠期間を280日とした．妊娠持続期間は，7 日を 1 週とした40週であり，28日を 1 カ月とした10カ月である（**表1-7**）．

※WHOによる

・正期（term）は，満37週から満42週未満

・早期（preterm）は，満37週未満

・過期（postterm）は，満42週以降

2. 妊娠期間区分法

　(1) 2 分法

　　妊娠期間を第 5 カ月（19週以前）と妊娠第 6 カ月（20週以後）で分け，前半を妊娠前半期，それ以降を妊娠後半期と呼ぶ．

　(2) 3 分法

　　妊娠期間を 3 分割し，妊娠初期は妊娠13週まで，妊娠中期は妊娠14～27週，妊娠末期は妊娠第 8 カ月以降（28週～）に分ける．

　(3) trimester（ 3 半期）

　　欧米ではtrimesterに分類している．これは，妊娠期間をほぼ均等に 3 分割したもので，1 st trimesterは妊娠13週まで，2 nd trimesterは14～27週まで，3 rd trimesterは28～41週までとしている．

表 1-7　妊娠時期の表現法

日(満)	週(満)	月(かぞえ)		区　分		
0～6	0週	第1月 ←妊娠期間算定起算日 (最終月経初日)		妊娠初期	妊娠前半期	1st trimester 第1三半期
7～13	1週					
14～20	2週	←排卵・受精日				
21～27	3週	(妊娠14日目)				
28～34	4週					
35～41	5週	第2月				
42～48	6週					
49～55	7週					
56～62	8週					
63～69	9週	第3月				
70～76	10週					
77～83	11週					
84～90	12週					2nd trimester 第2三半期
91～97	13週	第4月				
98～104	14週					
105～111	15週					
112～118	16週		流産 (満22週未満)	妊娠中期		
119～125	17週	第5月				
126～132	18週					
133～139	19週					
140～146	20週					
147～153	21週					
154～160	22週	第6月				
161～167	23週					
168～174	24週					
175～181	25週	第7月				
182～188	26週					
189～195	27週		早産 (満37週未満)	妊娠後半期	妊娠末期	3rd trimester 第3三半期
196～202	28週					
203～209	29週	第8月				
210～216	30週					
217～223	31週					
224～230	32週					
231～237	33週	第9月				
238～244	34週					
245～251	35週					
252～258	36週		正期産 (満37～42週未満)			
259～265	37週					
266～272	38週	第10月				
273～279	39週					
280～286	40週	←分娩予定日 (妊娠280日)	過期産 (満42週以降)			
287～293	41週					
294～300	42週					
301～306	43週					

▶▶アセスメント

❶ 妊婦の健康状態(well-being)
・バイタルサインのアセスメント
・妊婦の臨床検査値(非妊婦との比較)からの
　アセスメント
・浮腫のアセスメント
・静脈血栓塞栓症(VTE)のアセスメント
・体重のアセスメント
・乳房のアセスメント
・産道のアセスメント
❷ 胎児の健康状態(well-being)
・胎児の発育状況のアセスメント
・胎児の健康状態のアセスメント
・胎児の位置および姿勢のアセスメント
・出生前診断

❶ 妊婦の健康状態(well-being)

1. バイタルサインのアセスメント

(1)体温(図1-19)

妊娠すると妊娠黄体および胎盤でエストロゲン，プロゲステロンが産出され，基礎体温(basal body temperature：BBT)に反映される.

妊娠4カ月ごろまで高温相が持続し，その後やや下降して妊娠末期にいたる.

(2)循環器系

①循環血液量(図1-20-①)

妊娠10週より急速に増加する. 妊娠32週に非妊時の約40〜50%に達する.

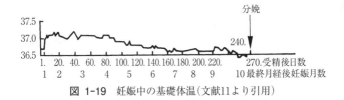

図 1-19 妊娠中の基礎体温（文献11より引用）

図 1-20-① 妊娠，分娩にともなう母体循環血液量の変化率
（文献12より引用改変）

②心拍数

妊娠末期では，非妊時より10 bpm増加

③心拍出量（図1-20-②）

妊娠20週で非妊時の30〜50％増加し，妊娠32週以降
は静脈還流の減少傾向にともない減少．これは，妊
娠子宮による下大静脈圧迫のための静脈還流の減少
による．

(3)呼吸器系（図1-21）

①総肺容量については，非妊時との変化はない．

②換気量（tidal volume），深吸息量（inspiratory capac-
ity）および肺活量（vital capacity）が非妊時に比べて

29

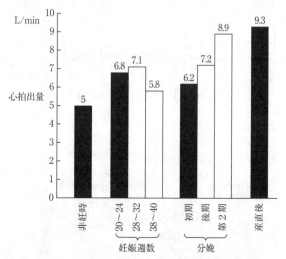

図 1-20-② 妊娠, 分娩にともなう心拍出量の変化率
（文献12より引用改変）

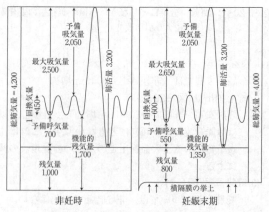

図 1-21 妊娠による呼吸器系の変化
（文献12より引用改変）

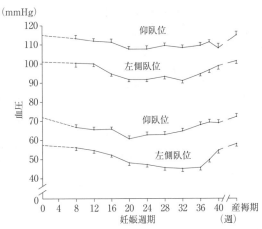

図 1-22　妊娠中の血圧の変化（文献12より引用）

増加する.

③予備呼気量（expiratory reserve volume）および機能的残気量（functional residual capacity）は減少する.

(4)血圧（**図1-22**）

　①妊娠時には拡張期圧の低下に加え，軽度の収縮期圧の低下がある．脈圧はやや増加する．この変化は妊娠28週にもっとも明らかになるが，予定日に向かって非妊時の血圧に復帰する．収縮期血圧140 mmHg以上，拡張期血圧90 mmHg以上であれば妊娠高血圧症候群（HDP）を疑う（p.128～133参照）.

2. 妊婦の臨床検査値（非妊婦との比較）からのアセスメント

(1)妊娠中の検査項目（**表1-8**）

(2)非妊婦との比較（**表1-9**）

表 1-8 特にリスクのない妊娠にも勧められている検査や情報
（文献 1 より引用改変）

検査など	妊娠週数	推奨レベル
問診票を用いての情報収集	初診／なるべく早期に	B
自己申告非妊娠時BMI	妊娠初期	B
体重測定	初期，健診ごと	B
浮腫評価	健診ごと	B
尿中たんぱく・糖半定量	初期，健診ごと	B
血 圧	初期，健診ごと	B
子宮底長	健診ごと	B
胎児心拍確認	初診時，健診ごと	B
子宮頸部細胞診	妊娠初期	B
血液検査		
血 算	妊娠初期，30週，37週	A
血液型（Rh含む）	妊娠初期検査	A
不規則抗体	妊娠初期検査	A
風疹（HI）	妊娠初期検査	A
HBs抗原	妊娠初期検査	A
HCV抗体	妊娠初期検査	A
HTLV-1抗体	妊娠初期（中期以降でも可）	A
HIV抗体	妊娠初期検査	A
梅毒検査	妊娠初期検査	A
トキソプラズマ抗体	妊娠初期検査	C
随時血糖	妊娠初期検査，24～28週*	B
50 gGCT	24～28週*	B
通常超音波検査		
妊娠確認・予定日決定	CRL：14～41 mmの時期	B
子宮頸管長	18～24週頃	C
胎児発育	20週頃，30週頃，37週頃	B
胎盤位置・羊水量	20週頃，31週頃	C
胎 位	20週頃，30週頃，37週頃	B
胎児well-being確認	41週以降	B
細菌性腟症	20週未満	C
クラミジア	30週頃までに	B
B群溶レン菌（GBS）	35～37週	B
情報提供（説明）		
トキソプラズマ感染予防	なるべく早期	C
サイトメガロウィルス感染予防	なるべく早期	C
常位胎盤早期剥離初発症状	30週頃までに	C

推奨レベルA：（実施すること等が）強く勧められる，B：（同）勧められる，C：（同）考慮される．*いずれか一方で可．

表 1-9　非妊婦と妊婦の臨床検査価の比較

項目（単位）		非妊婦	妊婦	変化
循環血漿量	（mL）	2,400	3,700	↑
循環赤血球量	（mL）	1,600	1,900	↑
循環血液量	（mL）	4,000	5,250	↑
血色素量	（g/dL）	12～16	10～14	↓
ヘマトクリット	（％）	37～48	32～42	↓
血清鉄	（μg/dL）	75～150	65～120	↓
総鉄結合能	（μg/dL）	270～440	300～500	↑
フェリチン	（ng/mL）	4.0～64.2	10～12	↓
白血球数	（/μL）	3,300～9,000	5,000～15,000	↑
多核白血球	（％）	54～62	60～85	↑
リンパ球	（％）	38～46	15～40	↓
血小板数	（×10⁴/μL）	14.0～34.0	20～35	↑
フィブリノーゲン	（mg/dL）	250～400	250～600	↑
血沈	（mm/hr）	<20	30～90	↑
総たんぱく	（g/dL）	6.0～8.4	5.5～7.5	↓
アルブミン	（g/dL）	3.5～5.0	3.0～4.5	↓
グロブリン	（g/dL）	2.3～3.5	3.0～4.0	↑
総ビリルビン	（mg/dL）	0.25～1.5	0.25～1.5	→
直接ビリルビン	（mg/dL）	0～0.4	0～0.4	→
アルカリフォスファターゼ	（IU/mL）	4～13	17～19	↑
SGOT	（IU/mL）	10～40	10～40	→
SGPT	（IU/mL）	5～35	5～35	→
LDH	（IU/mL）	60～100	60～100	→
γ-GTP	（IU/mL）	1～45	1～45	→
アミラーゼ	（IU/L）	23～84	30～160	↑
CPK	（mU/L）	35～200	19～140	↓
BUN	（mg/dL）	12～30	6～25	↓
クレアチニン	（mg/dL）	0.6～1.2	0.4～0.9	↓
creatinine clearance	（mL/min/1.73 m²）	90～130	100～195	↑
尿酸	（mg/dL）	2.5～6.0	2.3～5.8	↓
総コレステロール	（mg/dL）	120～220	180～400	↑
トリグリセライド	（mg/dL）	10～190	45～290	↑
リン脂質	（mg/dL）	256	350	↑
血糖（空腹時血漿）	（mg/dL）	70～110	60～95	↓

（次頁につづく）

Na	(mEq/L)	135〜148	132〜140	↓
K	(mEq/L)	3.5〜5.0	3.5〜4.5	↓
Cl	(mEq/L)	100〜110	90〜105	↓
総Ca	(mEq/L)	4.5〜5.4	4.0〜5.0	↓
Ca^{2+}	(mEq/L)	2.0〜2.6	2.0〜2.6	→
Mg	(mEq/L)	1.5〜2.5	1.2〜2.5	↓
無機リン	(mg/dL)	2.6〜6.0	2.0〜5.5	↓
浸透圧	(mOsm/kg)	270〜290	260〜285	↓
血液pH	(pH)	7.38〜7.44	7.40〜7.45	→
BE	(mEq/L)	0.7	3〜4	↑
HCO_3^-	(mmol/L)	24〜30	17〜25	↓
Pco_2	(mmHg)	35〜45	25〜35	↓
Po_2	(mmHg)	80〜105	90〜105	↑

（文献13より引用）

(3)尿検査

　妊娠末期では，微量の尿たんぱくや尿糖がみられることがある.

　尿糖は，糖排泄閾の低下により出現することが多い.

　試験紙(ウリスティックス，ウロペーパー，ウロヘマコンビスティックス)

〔テープ反応〕 　　　　　〔尿たんぱく量の目安〕
(－) ………………………20 mg/dL未満
(＋) ………………………20〜30 mg/dL未満
(＋＋) ………………………30〜300 mg/dL未満
(＋＋＋) ……………………300 mg/dL以上

〔テープ反応〕 　　　　　〔尿糖量の目安〕
バラ色：(－) ……………陰性
淡紫色：(＋) ……………15 mg/dL
紫　色：(＋＋) ……………40 mg/dL
濃紫色：(＋＋＋) …………80 mg/dL
※酵素法によるグルコース検出感度は15〜20 mg/dL

表 1-10　浮腫の判定基準例

圧痕部の深さを圧した指頭部の厚さで測定して評価する方法

浮腫の程度	評価基準
浮腫（−）	圧痕が全くない
浮腫（±）	圧痕は不鮮明だが，触診で凹みを触知できる
浮腫（＋）	圧痕鮮明で，指頭の1/2程度の凹み
浮腫（＋＋）	圧痕鮮明で，指頭全部が埋まる程度の凹み
浮腫（＋＋＋）	圧痕鮮明で，指頭全部がみえなくなるくらいの凹み
	下肢のみならず全身性に浮腫を観察できる

（文献14より引用）

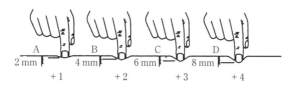

A	B	C	D
2 mm	4 mm	6 mm	8 mm
＋1	＋2	＋3	＋4

図 1-23　浮腫の検査（文献14より引用）

3. 浮腫のアセスメント（表1-10）

（1）鑑別

・浮腫確認の観察部位：下肢→外陰，下腹→顔面，上肢の順にみる．

・下腿：脛骨稜，または足背を拇指で圧し，圧痕が残るかどうかで判定する．

（2）基準評価の仕方（図1-23）

下腿の脛骨前面の圧迫で陥没を認め，かつ最近1週間で500g以上の体重増加があった場合は妊娠高血圧症候群の発生を疑う．

4. 静脈血栓塞栓症（VTE）のアセスメント（表1-11, 12）

5. 体重のアセスメント（表1-13, 14, 図1-24）

（1）至適体重増加

（2）体重：栄養学的，胎児発育，妊娠高血圧症候群，双胎，羊水過多などの診断，予後の判定の指標となる．

表 1-11 妊娠中のVTEリスク分類

第1群．VTEの高リスク妊娠

●以下の条件に当てはまる女性は妊娠中の抗凝固療法を行う

1)2回以上のVTE既往

2)1回のVTE既往，かつ以下のいずれかが当てはまる

    a)血栓性素因*がある

    b)既往VTEはⅰ)妊娠中，ⅱ)エストロゲン服用中のいずれかで発症した

    c)既往VTEは安静・脱水・手術などの一時的なリスク因子がなく発症した

    d)第1度近親者にVTE既往がある

3)妊娠成立前よりVTE治療(予防)のための抗凝固療法が行われている

第2群．VTEの中間リスク妊娠

●以下の条件に当てはまる女性は妊娠中の抗凝固療法を検討する

●以下の条件に当てはまる女性は妊娠中手術後には抗凝固療法を行う

1)1回のVTE既往があり，それが安静・脱水・手術など一時的リスク因子による

2)VTE既往がないが以下の条件に当てはまる

    a)血栓性素因*がある

    b)妊娠期間中に以下の疾患(状態)が存在

      心疾患，肺疾患，SLE(免疫抑制剤の使用中)，悪性腫瘍，炎症性腸疾患，炎症性多発性関節症，四肢麻痺・片麻痺等，ネフローゼ症候群，鎌状赤血球症(日本人には稀)

第3群．VTEの低リスク妊娠(リスク因子がない妊娠よりも危険性が高い)

●以下の因子を3つ以上有する女性は妊娠中の抗凝固療法を検討する

●以下の因子を1つから2つ有する女性は妊娠中のVTE発生に留意する

VTE既往がないが以下の因子を有する

35歳以上，妊娠前BMI 25 kg/m²以上，喫煙者，第1度近親者にVTE既往歴，安静臥床，長時間の旅行，脱水，表在性静脈瘤が顕著，全身感染症，妊娠中の手術，卵巣過剰刺激症候群，妊娠悪阻，多胎妊娠，妊娠高血圧腎症

36

(次頁につづく)

*血栓性素因：先天性素因としてアンチトロンビン，プロテイン C，プロテインSの欠損症（もしくは欠乏症），後天性素因としては抗リン脂質抗体症候群（診断は札幌クライテリア・シドニー改変に準じる：CQ204 「表1 抗リン脂質抗体症候群の診断基準」参照）が含まれる．ただし，VTE既往のない女性を対象としての血栓性素因スクリーニングを行うことに関してはその臨床的有用性に疑義が示されており，妊娠中/産褥期VTE予防のための血栓性素因スクリーニング実施の必要性は低い．

上表はRoyal College of Obstetricians and Gynecologists Guideline（RCOG2015）とAmerican College of Chest Physicians Evidence Based Clinical Practice Guidelines（ACCP2012）を参考にしてガイドライン作成委員会で作成した．

（文献1より引用）

表 1-12　分娩後のVTEリスク分類

第1群．分娩後VTEの高リスク

● 以下の条件に当てはまる女性は分娩後の抗凝固療法あるいは分娩後抗凝固療法と間欠的空気圧迫法との併用を行う

1) VTEの既往
2) 妊娠中にVTE予防のために抗凝固療法が行われている

第2群．分娩後VTEの中間リスク

● 以下の条件に当てはまる女性は分娩後の抗凝固療法あるいは間欠的空気圧迫法を行う

1) VTE既往はないが血栓性素因*があり，第3群に示すリスク因子が存在
2) 帝王切開分娩で第3群に示すリスク因子が2つ以上存在
3) 帝王切開分娩でVTE既往はないが血栓性素因*がある
4) 母体に下記の疾患（状態）が存在

　　分娩前BMI 35 kg/m^{2}以上，心疾患，肺疾患，SLE（免疫抑制剤の使用中），悪性腫瘍，炎症性腸疾患，炎症性多発性関節症，四肢麻痺・片麻痺等，ネフローゼ症候群，鎌状赤血球症（日本人には稀）

（次頁につづく）

第3群. 分娩後VTEの低リスク
(リスク因子がない妊娠よりも危険性が高い)

● 以下の条件に当てはまる女性は分娩後の抗凝固療法あるいは間欠的空気圧迫法を検討する

1) 帝王切開分娩で以下のリスク因子が1つ存在
2) VTE既往はないが血栓性素因*がある
3) 下記のリスク因子が2つ以上存在

> 35歳以上，3回以上経産婦，分娩前BMI 25 kg/m^{2}以上BMI 35 kg/m^{2}未満，喫煙者，分娩前安静臥床，表在性静脈瘤が顕著，全身性感染症，第1度近親者にVTE既往歴，産褥期の外科手術，妊娠高血圧腎症，遷延分娩，分娩時出血多量(輸血を必要とする程度)

上表に示すリスク因子を有する女性には下肢の挙上，足関節運動，弾性ストッキング着用などを勧める．ただし，帝王切開を受けるすべての女性では弾性ストッキング着用(あるいは間欠的空気圧迫法)を行い，術後の早期離床を勧める．

*血栓性素因：先天性素因としてアンチトロンビン，プロテインC，プロテインSの欠損症(もしくは欠乏症)，後天性素因としては抗リン脂質抗体症候群(診断は札幌クライテリア・シドニー改変に準じる：CQ204「表1 抗リン脂質抗体症候群の診断基準」参照)が含まれる．

上表はRoyal College of Obstetricians and Gynecologists Guideline (RCOG2015)とAmerican College of Chest Physicians Evidence Based Clinical Practice Guidelines(ACCP2012)を参考にしてガイドライン作成委員会で作成した．

(文献1より引用)

表 1-13　相異なる妊娠中の体重増加の推奨値とその目的

	体重増加の推奨値(a)		目　的
日本産科婦人科学会周産期委員会（1997年）	BMI<18： BMI 18〜24： BMI>24：	10〜12 kg 7〜10 kg 5〜7 kg	妊娠中毒症(b)の予防
厚生労働省「健やか親子21（2006年）」	BMI<18.5（やせ） BMI 18.5〜25（普通）： BMI>25（肥満）：	9〜12 kg 7〜12 kg 個別対応	適正な出生体重(c)
日本肥満学会「肥満症診断基準2011」（2011年）(d)	BMI<18.5（やせ） BMI 18.5〜25（標準）： BMI>25（肥満）：	9〜12 kg 7〜12 kg 個別対応（5 kg程度が一応の目安）	産科の異常の減少(e)
米国Institute of Medicine（IOM）（2009年）	BMI<18.5（やせ） BMI 18.5〜25（普通）： BMI 25〜30（overweight）(f)： BMI≧30（肥満）：	12.7〜18.1 kg 11.3〜15.9 kg 6.8〜11.3 kg 5.0〜9.1 kg	適正な出生体重(g)

(a)：自己申告による妊娠前の体重を基に算定したBMIを用いる．
(b)：現在の妊娠高血圧症候群とは診断基準が異なる（CQ312参照）．
(c)：妊娠37〜41週において出生体重2,500〜4,000 gを目標として設定．
(d)：この基準の根拠は必ずしも十分でないとの立場である．
(e)：「5 kg程度が一応の目安」とした根拠として，「体重増加の制限により産科的異常の減少が得られる」という立場をとっている．しかし，その根拠として厚生労働省「健やか親子21（2006年）」のみを引用している．
(f)：BMI 25〜30 は米国では overweight（WHO 基準では pre-obese）であり，BMI 30以上から肥満となる．
(g)：妊娠39〜40週において出生体重3,000〜4,000 gを目標として設定．

（文献1より引用）

表 1-14 体格区分別　妊娠中期から末期における1週間当たりの推奨体重増加量

体格区分	1週間当たりの推奨体重増加量
低体重(やせ)：BMI18.5未満	0.3～0.5 kg/週
ふつう：BMI18.5以上25.0未満	0.3～0.5 kg/週
肥満：BMI25.0以上	個別対応

・体格区分は非妊娠時の体格による.
・BMI(body mass index)：体重(kg)/身長(m)^2
・妊娠初期については体重増加に関する利用可能なデータが乏しいことなどから、1週間当たりの推奨体重増加量の目安を示していないため、悪阻(つわり)などの臨床的な状況を踏まえ、個別に対応していく.

（文献15より引用）

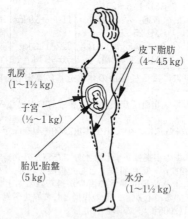

乳房
(1～1½ kg)

子宮
(½～1 kg)

皮下脂肪
(4～4.5 kg)

胎児・胎盤
(5 kg)

水分
(1～1½ kg)

図 1-24　妊娠時体重増加の内訳

6. 乳房のアセスメント

　(1)乳房の形態(**図1-25, 26**)

　(2)乳頭の形態(**図1-27, 表1-15**)

　(3)真性陥没乳頭と仮性陥没乳頭の鑑別(**図1-28, 29**)

　(4)乳房の性状(**表1-16**)

　(5)乳房の形態の変化

　　①大きさ：妊娠6週ごろより増大する.

　　②乳房の緊満感：乳房緊満感の有無. 妊娠6週ごろ
　　　より自覚の有無(+)

　　③乳房痛：乳房の増大や緊満にともなって自覚

　　④初乳の分泌：初乳分泌の有無. 妊娠何週ごろからか?

　　⑤妊娠線

　　⑥血管の分布：妊娠8週ごろより表在静脈網が怒張
　　　し, 表層の静脈が透けてみえる.

　　⑦乳頭・乳輪：大きさ, 色・着色の有無・妊娠12週
　　　ごろより着色, 乳口の数

　　⑧異常の早期発見→圧痛, 発赤, 浮腫, 硬結の有無

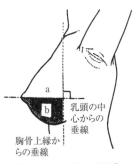

図 1-25　乳房の形態①

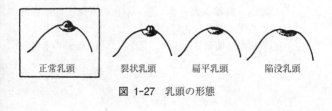

乳房タイプ	I型	IIa型	IIb型	III型
割合 a:b の	a<b	a≒b	a>b	a≫b
特徴	扁平なもの	おわん型		下垂の著しいもの 大きいもの
		下垂をともなわない	下垂している	
出現頻度	3〜4%	52〜55%	27〜32%	10〜15%

図 1-26　乳房の形態②

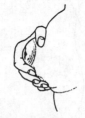

| 正常乳頭 | 裂状乳頭 | 扁平乳頭 | 陥没乳頭 |

図 1-27　乳頭の形態

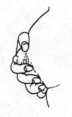

図 1-28　真性陥没乳頭
乳輪郭周辺を拇指と示指で圧すと，乳頭が乳輪に埋まるように引き込まれる．

図 1-29　仮性陥没乳頭
同様に圧すると，乳頭が反屈して前方に突出させられる．

表 1-15 乳頭の形態

	性　　状	ケ ア
正常乳頭	乳頭頂の大きさ：1.0×1.0（±0.2）cm 側壁の長さ：0.7±0.3 cm	
裂状乳頭	乳頭頂が，左右または上下時に三つ葉になり，口唇上になっているものをいう （＋）乳頭の勃起で乳頭頂が平らになる （＋＋）乳頭の勃起でも裂状が残る 扁平乳頭や陥没乳頭と合併することが多い	オリーブ油による溝部分のアカの除去．フェイスブラシによるブラッシングで溝部分の抵抗力をつける
扁平乳頭	乳頭側壁が0.4 cm以下 乳輪部乳頸乳頭部が，ほぼ同一平面上に位置する	乳頭乳輪のマッサージでその部分を柔軟にし児が乳輪部まで吸啜できる状態にする
陥没乳頭	乳頭が突出せず，逆に陥没してその底部に乳管が開口している．真性陥没乳頭と仮性陥没乳頭がある （＋）乳輪より乳頭頂が突出しているか，また，同じレベルであるが，圧出で乳頭突出可 （＋＋）乳頭頂が乳輪より陥没しているが，圧出で乳頭突出可 （＋＋＋）圧出で乳頭突出不可	

表 1-16 乳房の性状

乳頭頂の大きさ	側壁の長さ	乳輪の広さ
大…1.7 cm以上 中…1.3～1.6 cm 小…1.2 cm以下	長…1.3 cm以上 中…0.7～1.2 cm 短…0.6 cm以下 （扁平0.4 cm以下）	広い…5.8 cm以上 中…3.5～5.7 cm 狭い…3.4 cm以下
乳頭・乳輪の硬さ	乳管の疎通性	乳頭・乳輪の強さ
固い…鼻翼の硬さ 中…口唇の硬さ 軟らかい…耳たぶの硬さ	乳管の開通状態をみる 初乳を圧出して乳栓の有無の確認	児の吸啜により乳頭の亀裂，水疱などの有無を確認

7. 産道のアセスメント

(1)骨産道

①骨盤外計測法

骨盤の外側を皮膚の上より骨盤計(**図1-30**)を用いて2点間の計測(**図1-31**, **表1-17**, **18**)をし, 骨産

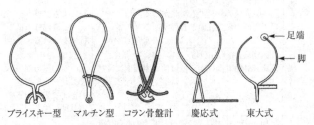

ブライスキー型　マルチン型　コラン骨盤計　慶応式　東大式

図 1-30　骨盤計(文献14より引用)

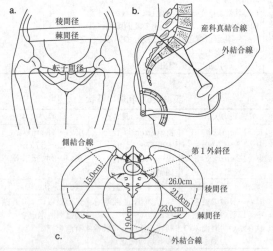

図 1-31　骨盤外計測法(文献16より引用改変)
a：稜間径, 棘間径, 転子間径.　b：外結合線.
c：女性骨盤の計測値.

表 1-17　日本人成熟女性の骨盤の大きさ

大きさ 部位	狭骨盤	比較的狭骨盤	正常骨盤 (標準的大きさ)
産科真結合線	9.5 cm未満	9.5～10.5 cm未満	10.5～12.5 cm
入口横径	10.5未満	10.5～11.5 cm未満	11.5～13.0 cm
外結合線(参考)	18.0 cm未満		18.0～20.0 cm
潤前後径	10.5未満	10.5～11.5 cm未満	11.5～13.0 cm
狭前後径	9.5未満	9.5～10.5 cm未満	10.5～12.0 cm
坐骨棘間径	9.0未満	9.0～9.5 cm未満	9.5～11.0 cm
骨盤開角	70度未満	70～80度未満	80～100度

（文献17より引用）

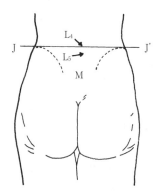

図 1-32　ミハエリス菱形窩とヤコビー線
　　　　L₄：第4腰椎棘突起
　　　　J-J'：ヤコビー線
　　　　L₅：第5腰椎棘突起
　　　　M：ミハエリス菱形窩
　　　　点線は腸骨稜を示す

道の大きさを推定することで，X線骨盤計測を行う
かスクリーニングする．
※第5腰椎棘突起確認法（**図1-32**）
　・腰椎突起の中で，もっとも隆起する棘突起が第5

表 1-18　計測する径線

径線	平均値 (cm)	測定点	測定方法および備考
棘間径	23〜24	・左右の上前腸骨棘間の距離	・左右鼠径を，内下方より外上方に向かって触診すると，両側外端に触れる
稜間径	26	・左右の前腸骨稜外縁間の最大距離	・左右の上前腸骨棘から前腸骨稜の外縁に沿って上方に移動したときの最大距離
大転子間径	28	・左右大転子間の最大距離	・下肢を数回屈伸させると，大腿骨頭の外測に突出している大転子に触れる
外結合線	18〜19	・第5腰椎棘突起先端下部と恥骨結合上縁中央との距離	・骨盤計の一端を第5腰椎棘突起先端に当て，他端を恥骨結合上縁中央に当てる ・第5腰椎棘突起の触知には，ミハエリスの菱形窩やヤコビー線を利用するとよい
外斜径	21	・一側の上前腸骨棘と反対側の上後腸骨棘との距離	・右後方より左前方に向かうものを第1斜径，左後方より右前方に向かうものを第2斜径という
側結合線	15	・左右の上前腸骨棘から上後腸骨棘に至る距離	・上前腸骨棘で骨盤計の一端を固定し，腸骨稜に沿って上後腸骨棘に触れて他端を当てる

腰椎棘突起である．

・ミハエリス(Michaelis)菱形窩とは，第5腰椎棘突起と左右の上後腸骨棘を結んだ線を左右角とし，両側大臀筋内縁からなる菱形をいう．

腰部を立位で後方からみた場合，仙骨部に相当する浅い陥没部にあたる．

・上後腸骨棘間経線より2〜3cm上に第5腰椎棘

　　　突起がある.

・腸骨稜上縁を結ぶヤコビー（Jacoby）線の下約3
　cmのところに，第5腰椎棘突起がある．ヤコビー
　線は，第4腰椎棘突起上を通る.

②臨床的計測法

　(a)レオポルド触診法の第4段で腹壁上から胎児頭
　　の下半球面を触知できると未嵌入であり，初産
　　婦で妊娠38週以降に児頭が自由に移動する状態，
　　浮動であれば，CPD（児頭骨盤不均衡；cephalo-
　　pelvic disproportion）を疑う（p.76の**図1-51**参照）.

　(b)内診により児頭の先端部が坐骨棘間径以下まで
　　下降しているときは児頭は嵌入している.

③機能的計測法

　(a)ザイツ（Seitz）法（**図1-33**）

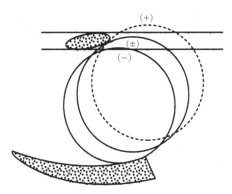

図 1-33　ザイツ法（文献18より引用）

（−）児頭の前面が恥骨結合後面より低い

　　　　　　　　　　　　　　　…CPD陰性

（±）児頭の前面が恥骨結合前面と同高

　　　　　　　　　　　　　　　…CPD疑陽性

（＋）児頭の前面が恥骨結合前面より高い

　　　　　　　　　　　　　　　…CPD陽性

(b) ミュラー（Muller）法：外手で児頭を骨盤に圧
　　　　入させ，児頭の下降を内診指でみる．
　　(c) ヒルズ（Hillis）法：同様にして，直腸診で児頭の
　　　　下降をみる．
　④X線骨盤計測法
　　(a) X線骨盤計測の適応（**表1-19**）
　　(b) X線骨盤計測法の特徴（**表1-20**）
　　(c) 径線計測（**表1-21**）－グッドマン（Guthmann）法
　　　　（**図1-34**），マルチウス（Martius）法（**図1-35**），
　　　　サスマン（Colcher-Sussman）法（**図1-36**）
　⑤仙骨の形態（**図1-37**）
　⑥異常徴候：歩き方，疼痛の有無（**図1-38**）

表 1-19　X線骨盤計測の適応

既往歴
1）骨盤の変形・骨折の既往，骨疾患の既往，合併……骨盤腔の不整形の可能性あり
2）既往の分娩に原因不明の難産

現症（母体側）
1）身長＜150 cm，特に＜145 cm……狭骨盤の可能性あり
2）骨盤外計測値が小さい，外結合線＜18 cm
3）骨盤内計測により骨盤の狭小，変形の疑いのあるもの
4）機能的骨盤計測（Seitz法）（＋），（±）例
5）妊娠38週以降の初産婦で児頭が浮動状態

現症（胎児側）
1）子宮底長＞36 cm，特に＞38 cm……巨大児の可能性あり
2）超音波断層法でBPD＞10 cm……巨大児，水頭症の可能性あり

その他CPDを除外しておきたい症例
1）高年初産
2）初産骨盤位
3）胎勢・回旋・進入異常の疑いのあるもの

（文献18より引用）

表 1-20　X線骨盤計測法の特徴

撮影法	利　点	欠　点	撮影時の正しい体位
側面投影法 (Guthmann法)	体位が容易 像が比較的鮮明 計測誤差が少ない 産道各部の前後径を測定 仙骨前面の形状が判明	産道各部の横径は不明 入口面の形状が不明	左右の寛骨臼像が同心円状であること
入口面撮影法 (Martius法)	入口面の形状が判明 坐骨棘間径が推定可能 児頭と入口面との比較可能	体位が困難 像が不鮮明 高い位置にある児頭と入口面の比較は困難	左右の閉鎖孔が写らないこと
仰臥位前後撮影法 (Colcher-Sussman法)	体位が容易 産道各部の横径がわかる	横径計測に誤差がありうる	

（文献19より引用）

表 1-21　日本産科婦人科学会報告による骨盤計測値の分類
（日本人成熟婦人）

単位：cm

部位 ＼ 分類	狭骨盤	比較的狭骨盤		正常骨盤 （正常範囲）		平均値
産科真結合線	<9.5	9.5≦	<10.5	10.5≦	≦12.5	11.5
入口横径	<10.5	10.5≦	<11.5	11.5≦	≦13.0	12.3
外結合線(参考)	<18.0			18.0≦	≦20.0	19.3

（文献19より引用）

(2)軟産道(子宮下部，子宮頸部，腟～会陰部)
　①子宮頸管長の測定：16～31週－平均40 mm，32週－
　　32 mm，40週－25 mmと次第に短くなる．早産の予
　　知：妊娠中期で20～25 mm未満の頸管長短縮，
　　Funneling formation(内子宮口付近がV字あるいは
　　U字型に広がっている状態)，頸管腺領域の消失
　②その他：年齢，瘢痕，癒着，腫脹(筋腫やポリープ
　　など)，先天異常，柔軟性(強靱性)

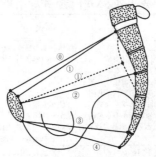

図 1-34 グッドマン法による径線計測（文献18より引用）
⓪解剖学的真結合線　①産科真結合線　①'最短前後径
②濶部前後径　③狭部前後径　④出口前後径

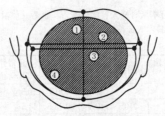

図 1-35 マルチウス法による径線計測（文献18より引用）
①入口前後径　②入口横径　③坐骨棘間径
④児頭入口面法による児頭像

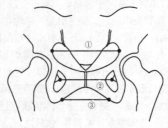

図 1-36 サスマン法による径線計測（文献18より引用）
①入口横径　　②峡部横径　　③出口横径

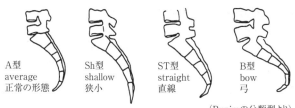

A型
average
正常の形態

Sh型
shallow
狭小

ST型
straight
直線

B型
bow
弓

（Bunimの分類型より）

図 1-37 仙骨の形態（文献10より引用）

ゆるやかな円弧状のA型（average）が正常でもっとも多い．Sh型，ST型で児の通過障害を起こすことがある．

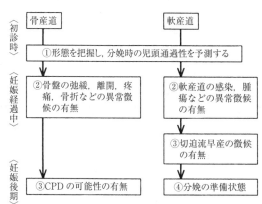

〈初診時〉

骨産道

軟産道

①形態を把握し，分娩時の児頭通過性を予測する

〈妊娠経過中〉

②骨盤の弛緩，離開，疼痛，骨折などの異常徴候の有無

②軟産道の感染，腫瘍などの異常徴候の有無

③切迫流早産の徴候の有無

〈妊娠後期〉

③CPD の可能性の有無

④分娩の準備状態

※児頭骨盤不均衡（cephalopelvic disproportion：CPD）

図 1-38 妊娠中の産道の観察のためのフローチャート
（文献13より引用）

❷ 胎児の健康状態(well-being)

1. 胎児の発育状況のアセスメント

胎児の状態をより正確に評価し，児の合併症をできるだけ少なくするために以下の項目についてアセスメントする(表1-22).

発育状態の計測：妊娠時期の判断については，胎児諸計測値からのアセスメント参照(p.15～22参照).

(1)胎児の身長・体重のおおよそを知る古典的な方法(表1-23, 24)

2. 胎児の健康状態のアセスメント

(1)胎児心拍数の確認(図1-39)

- ・聴診法：超音波ドプラー法およびトラウベ法により，多種類の音を聴取することができるので，識別しなければならない(表1-25).
- ・超音波ドプラー法
- ・トラウベ法(図1-40)

表 1-22　胎児状態評価検査(NSTなど)の適応疾患

母体合併症 (maternal conditions)	産科的適応 (pregnancy-related conditions)
自己免疫疾患 　抗リン脂質抗体症候群 　SLE	胎児適応 　胎動減少 　胎児発育不全
内分泌疾患 　Ⅰ型糖尿病 　甲状腺機能亢進症(コントロール不良)	過期妊娠 　多胎妊娠 　血液型不適応妊娠(中等量～重症)
心血管疾患 　チアノーゼ性心疾患 　高血圧疾患	羊水過多症 　羊水過少症 　胎児異常
腎疾患 　慢性腎疾患	母体適応 　妊娠高血圧症候群 　妊娠糖尿病
血液疾患 　ヘモグロビン異常症	既往妊娠異常 　既往胎児死亡

(文献19より引用改変)

表 1-23　榊の胎児体重概算法

妊娠月	体重概算法(g)
1	$1^3 \times 2 = 2$
2	$2^3 \times 2 = 16$
3	$3^3 \times 2 = 54$
4	$4^3 \times 2 = 128$
5	$5^3 \times 2 = 250$
6	$6^3 \times 3 = 648$
7	$7^3 \times 3 = 1,029$
8	$8^3 \times 3 = 1,536$
9	$9^3 \times 3 = 2,187$
10	$10^3 \times 3 = 3,000$

表 1-24　ハーゼ(Haase)の胎児
身長概算法

妊娠月	身長概算法(cm)
1	$1 \times 1 = 1.0$
2	$2 \times 2 = 4.0$
3	$3 \times 3 = 9.0$
4	$4 \times 4 = 16.0$
5	$5 \times 5 = 25.0$
6	$6 \times 5 = 30.0$
7	$7 \times 5 = 35.0$
8	$8 \times 5 = 40.0$
9	$9 \times 5 = 45.0$
10	$10 \times 5 = 50.0$

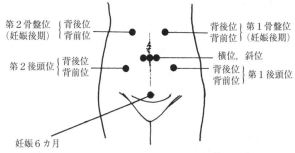

1) 頭位は臍棘線上中央付　3) 横位, 斜位は臍付近や
　近が多い　　　　　　　　下方に多い
2) 骨盤位は臍部より上方　4) 妊娠 6 カ月では恥骨結
　に多い　　　　　　　　　合直上の正中線が多い

図 1-39　胎児心音がもっとも明瞭に聴こえる部位

表 1-25　信号音の識別

種類		性質・特徴	異常状態
胎児由来	胎児心音	複音：第1音は心臓収縮期 第2音は大動脈弁閉鎖期 平常心拍数は妊娠末期1分間 120〜160，平均140台 妊娠週数が若いほど心拍数↑↑ 妊娠3カ月170台	胎　　動↑↑（心拍数） 母体発熱↑↑（ 〃 ） 出　　血↑↑（ 〃 ） 子宮収縮↓↓（ 〃 ） 児頭圧迫↓↓（ 〃 ）
	臍帯雑音	トラウベでは，柔らかい吹くような雑音 ドプラーでは，風が吹くようなヒューヒュー音（Wind Sound）． 胎児心音と同時同数で同一場所	臍帯の巻絡 過短 真結節（約15％に聴こえる）
	胎動音	胎児が運動により子宮壁に衝突することで起こる 性質は低く短く不定，板戸を打つようなガサッガガガッー	
	胎盤音	ヒューンヒューンと旋回する感じの音 胎盤の位置を知ることができる	
母体由来	子宮雑音	強く緊張した子宮動脈管内を血液が急速に流れるために起こる 低い吹くような雑音（ドンドンザーザー）は母体心音と同時同数．16週以後聴こえて産褥初期まで続き，子宮収縮時弱まる	急激に増大する 子宮腫瘍 胞状奇胎
	大動脈音	母体の腹部大動脈音が下腹部正中線上に聴こえる．母体心拍と同数	
	腸雑音	腸管内容，またはガスの移動のために起こる音 トラウベでは雷鳴音，またはグル音	

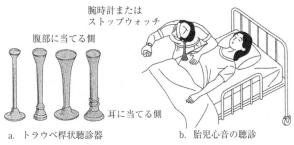

a. トラウベ桿状聴診器　　b. 胎児心音の聴診

図 1-40　トラウベ桿状聴診器による胎児心音の聴取（文献10より引用）

(2)胎児心拍モニタリング

・non stress test（NST）による判定

①NST適用時期

（a）おおよそ妊娠後期，妊娠28週以降に利用

（b）必要に応じて，さらに早期でも利用する．

②NST適用範囲

ハイリスク妊娠のほか，妊娠後期，正常妊娠への
スクリーニングとして使用

③NST実施方法（**表1-26**）

④胎児心拍数図の判読（**表1-27**）

⑤判定基準の要素

（a）胎児心拍数基線（FHR-baseline）：10分間の心拍
数の平均値を5の倍数で評価

正常（normocardia）＝110〜160 bpm

徐脈（bradycardia）＜110 bpm

頻脈（tachycardia）＞160 bpm

（b）胎児心拍数基線変動（FHR-baseline variabili-
ty）：1分間に2サイクル以上の胎児心拍数の変
動であり，振幅，周波数とも規則性がないもの
をいい，肉眼的に判断する．

・細変動消失（undetectable）：肉眼的に認めら
れない，細変動減少（minimal）：5 bpm以下，

表 1-26　NST実施上の注意点

1. 妊婦をセミファウラー体位とする(仰臥位低血圧を起こす場合や，気分不快がある場合は側臥位でもよい)
2. 胎児心拍プローブおよび陣痛プローブを装着し，信号が良好に記録されることを確認する
3. 胎児心拍が良好に記録されない場合は，超音波検査により胎位や胎児心臓の位置を確認する
4. 胎動計(自動胎動計)の機能がない場合は，妊婦に胎動を感じるたびに胎動マーカーのスイッチを押すように指導する
5. 記録紙のスピードは，3 cm/minにセットし，reassuringなモニタリング(正常値基線細動か一過性頻脈の存在)が得られるまで検査を行う
6. 検査中に明らかなnon-reassuring pattern(variabilityの減少をともなうlate decelerationあるいはprolonged decelerationなど)を認める場合は，直ちに検査を中止し，適切な臨床対応を行う
7. 40分の時点でreassuringと判定できない場合は，音響刺激などにより胎児を刺激するなどし，胎動や一過性頻脈が誘発されるかどうか検討し，NSTをもう40分延長する
8. 判定および評価を行う

（文献20より引用改変）

細変動中等度(moderate)：6～25 bpm，細変動増加(marked)：26 bpm以上
・サイナソイダルパターン(sinusoidal pattern)：心拍数曲線が，規則的でなめらか，1分間に2～6サイクルで振幅，平均5～15 bpm
(c)胎児心拍数一過性変動(periodic or episodic change of FHR)
・一過性頻脈(acceleration)：開始からピークまで30秒未満，15 bpm以上，元に戻るまで15秒以上2分未満，32週未満では10 bpm以上，10秒以上の持続
・一過性徐脈(deceleration)：

表 1-27 胎児心拍数図を読む上での原則

---

1. 胎児心拍数図を原則的に肉眼的にみて判断する
2. 内測法あるいは自己相関心拍数計装置の外測法で記録する
3. 計測速度は1分間3cm，心拍数は1cm 30bpmの目盛りで記録するのを標準とする
4. 妊娠中・分娩中でも胎児心拍数波形の読み方は同じとする
5. 臨床上および研究上の取り決めであり，波形の読みから病因や低酸素血症，代謝性アシドーシスの関係は言及しない
6. 波形は心拍数基線，細変動の程度，心拍数一過性変動（周期性変動・非周期性変動）をそれぞれ別個に判断する
   1）周期性変動（periodic pattern）とは，子宮収縮にともなって変化する胎児心拍数波形
   2）非周期性変動（episodic pattern）とは，子宮収縮とは関係のないときに変化する胎児心拍数波形
7. 周期性変動においては，波形が急速に（abrupt）と緩やかに（gradual）変化するかを区別する
   1）急速な（abrupt）下降（上昇）とは，心拍数の下降（上昇）から最下点（最上点）に達するまでの時間が30秒未満のもの
   2）緩やかな（gradual）下降（上昇）とは30秒以上のもの
8. 基線細変動については，STV（short term variability）・LTV（long term variability）の区別はしない
9. 妊娠週数，母体・胎児の状態，投薬などを記載する
10. 心拍数基線，細変動，一過性頻脈の有無，一過性徐脈の有無，胎児心拍数波形の変化の傾向について記載する
11. 一過性徐脈において，20分間に起こった子宮収縮にともなって，その50%以上に出現した場合を頻発（recurrent）という
12. 一過性徐脈について，基線から最下点の心拍数，持続時間を記載する
13. 徐脈，頻脈で基線が一定していない場合，目で判断してその範囲を記載する

（文献21より引用）

早発一過性徐脈 （early deceleration）	子宮収縮にともないFHRが<u>30秒以上の経過で緩やかに減少し</u>子宮収縮の消退にともない元に戻る，徐脈の最下点と子宮収縮の最強点が<u>一致</u>しているもの
遅発一過性徐脈 （late deceleration）	子宮収縮にともないFHRが<u>30秒以上の経過で緩やかに減少し</u>子宮収縮の消退にともない元に戻る，徐脈の最下点が子宮収縮の最強点に遅れて出現するもの
変動一過性徐脈 （variable deceleration）	15 bpm以上のFHRが<u>30秒未満の経過で急激に減少し</u>，元に戻るまで<u>15秒以上2分未満</u>のもの，子宮収縮にともなう発現は一定の形をとらない．
遷延一過性徐脈 （prolonged deceleration）	FHRの減少が15 bpm以上で，元に戻るまで<u>2～10分未満</u>のもの

⑥胎児心拍数図の判定

(a)リアクティブ（reactive）：上記の定義に当てはまる一過性頻脈が20分間に2回以上ある．

(b)ノンリアクティブ（non-reactive）：40分以上観察しても一過性頻脈がない（**図1-41，表1-28～30**）．

(c)胎児が元気な状態（reassuring fetal status）
心拍数基線が110～160 bpm，心拍数基線変動が6～25 bpm，一過性頻脈を認める（リアクティブ），一過性徐脈あるいは遷延性徐脈を認めない，これら4つの条件をすべて満たした場合，正常であると判断できる．

(d)胎児機能不全（non-reassuring fetal status）
「正常ではない所見」が存在し胎児の健康に問題がある，将来問題が生じるかもしれないと判断された場合

(e)胎児心拍数波形レベルの分類(p.177参照)

(3)contraction stress test：CSTによる判定(**表1-31**)

　①外因性：オキシトシンを用いて判定(oxytocin chal-
　　lenge test：OCT)

　②内因性：内因性の分泌を促進する乳頭刺激試験(nipple
　　stimulation test)で判定

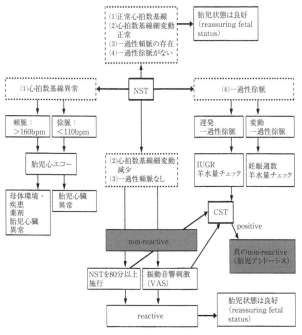

図 1-41　NSTの異常パターンとその対応(文献20より引用)

表 1-28　胎児頻脈の原因

1.	胎児低酸素症
2.	母体発熱
3.	副交感神経抑制剤
	(1)硫酸アトロピン
	(2)塩酸ヒドロキシジン(アタラックス®)
4.	母体甲状腺機能亢進症
5.	胎児貧血
6.	胎児敗血症
7.	胎児心不全
8.	絨毛膜羊膜炎
9.	胎児頻脈性不整脈
10.	β作動薬

(文献20より引用)

表 1-29　胎児徐脈の原因

1.	胎児不整脈(房室ブロックなど)
2.	母体低体温
3.	持続する母体低血糖
4.	βブロッカーの使用
5.	胎児脳幹損傷(脳下垂体機能低下症)

(文献20より引用)

表 1-30　胎児心拍数モニタリングの表現方法

胎児状態	正常酸素血症 (normoxemia) →	低酸素血症 (hypoxemia) →	アシデミア acidemia
一過性頻脈	有	有	消失
遅発一過性徐脈	無	出現	出現
表現方法	reactive-negative (非アシドーシス-非低酸素血症)	reactive-positive (非アシドーシス-低酸素血症)	non-reactive-positive (アシドーシス-低酸素血症)

※胎児中枢神経に異常がない限り，理論的にはnon-reactive-negative (アシドーシス-非低酸素血症)という胎児心拍数モニタリングは出現しない．　　　　　　　　　　　　　　　　　　(文献20より引用改変)

表 1-31　CSTの判定基準

判　定	判　定　基　準
ネガティブ (negative)	適切な子宮収縮(10分に 3 回)または過剰な子宮収縮の状態で，遅発一過性徐脈または明らかな変動一過性徐脈がみられない
ポジティブ (positive)	適切かまたは不十分な子宮収縮の状態で，遅発一過性徐脈が過半数の子宮収縮にともなってみられる
偽 陽 性 (equivocal- suspicious)	子宮収縮の半数以下にともなった遅発一過性徐脈または明らかな変動一過性徐脈がみられる
過剰刺激 (equivocal- hyperstimulatory)	90秒以上続くかまたは 2 分周期以内の子宮収縮があり，それにともなう一過性徐脈がみられる
不成功 (unsatisfactory)	適切な子宮収縮が得られない，または良好な胎児心拍数記録が得られない

(文献22より引用改変)

(4)バイオフィジカル・プロファイル・スコア
　①バイオフィジカル・プロファイル・スコア(biophysi-
　　cal profile score：BPS)
　　(a)観察項目と判定基準(表1-32, 33)
　　　・胎児呼吸様運動(fetal breathing movement)，胎動
　　　　(fetal movement)，筋緊張(fetal tone)，羊水量(am-
　　　　niotic fluid volume)，NSTより判定
　　(b)胎児運動の見方(図1-42)
　②修正バイオフィジカル・プロファイル・スコア：
　　modified biophysical profile score
　　NSTがリアクティブでAFI が 5 cm 以上であれば正常
　　NSTがノンリアクティブで変動一過性徐脈あるいは
　　遅発一過性徐脈，またはAFI が 5 cm 以下であれば
　　CSTやバイオフィジカル・プロファイル・スコアの
　　検討

表 1-32 Biophysical profile scoreの観察項目と判定

項目	正常（2点）	異常（0点）
1．呼吸様運動	30分間に30秒以上続く運動が1回以上	30分間に30秒以上続く運動がない
2．胎　動	30分間に躯幹か四肢の動きが3回以上	30分間に躯幹か四肢の動きが2回以下
3．筋緊張	30分間に躯幹か四肢の屈曲運動が1回以上 あるいは手の開閉を認める	30分間に躯幹か四肢の屈曲運動を認めない
4．羊水量	2cmより大きい羊水ポケットが1カ所以上	羊水ポケット2cm以下
5．NST	20～40分間の観察で15 bpm以上，15秒以上の一過性頻脈が2回以上	20～40分間の観察で15 bpm以上，15秒以上の一過性頻脈が2回未満

（文献23より引用）

表 1-33 バイオフィジカル・プロファイル・スコア（BPS）

得　点	診　断	管理方針
10 8（羊水量正常）	正常 (nonasphyxiated)	経過観察，1週間後再検査 （糖尿病および過期妊娠は週2回再検査）
8（羊水量減少）	慢性低酸素血症 (chronic asphyxia)	分娩
6	低酸素血症を疑う (possible asphyxia)	羊水量減少→分娩 羊水量正常で頸管成熟，かつ妊娠36週以降→分娩 妊娠週数36週未満，L/S比2未満あるいは頸管未成熟→24時間以内に再検査→BPS≧8（経過観察），BPS≦6（分娩）
4	低酸素血症を強く疑う (probable asphyxia)	同日に再検査→BPS≧8（経過観察），BPS≦6（分娩）
0～2	ほぼ低酸素血症 (almost certain asphyxia)	週数に関係なく分娩

胎児の呼吸運動	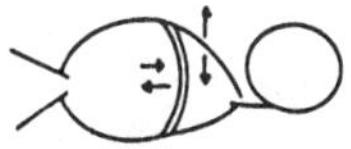	胸壁，横隔膜の上下運動
躯体の運動（胎動）	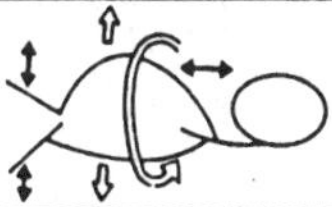	躯体の回転躯体の上下運動四肢の動き
胎児の緊張状態	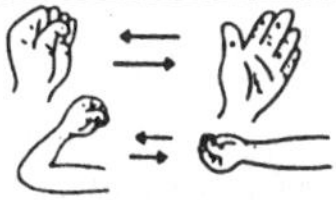	手掌の開閉四肢の屈曲（活発な）

図 1-42　胎児運動の見方（文献24より引用）

(5) 自覚胎動からのアセスメント

　① 胎動カウント（fetal movement counting）の種類

　　(a) fixed-time-method：一定時間内の自覚胎動数の測定方法

　　(b) fixed-number-method：ある回数の胎動を自覚するのに要した時間を計測する方法

　　(c) count-to-ten-system／ten kick counts：10回胎動カウント法

　　(d) modified count-to-ten method：KMO法（**図1-43, 44**）

　　日本人ローリスク妊婦の胎動数基準値が作成された．

(6) 胎児採血からのアセスメント（**表1-34**）

　① 胎頭血採血

　② 臍帯血採血：臍帯穿刺　（percutaneous umbilical blood sampling：PUBS；cordocentesis）

　　(a) 診断的適応：胎児の染色体分析・核型検査，遺伝性（家族性）疾患・代謝異常等の胎児診断，胎児赤血球の同種免疫の診断（胎児血液型，Rh不適合妊娠，胎児貧血・水腫等），その他（ヘモグロビン

① まず，月日を記入してください．
② 毎日時間を決めずに，胎児が「とてもよく動いている」と感じた時からカウントを始めてください．
③ 胎児が10回動くまでの時間を計測してください．
④ 一連の動作は1回として数えてください．少しでも間をおいていたら別々にカウントしてかまいません．
　（例）「ゴロゴロゴロ」は3回ではなく1回です．
　　　　「ゴロ…，ゴロ…，ゴロ…」は，3回です．
⑤ 妊娠中，胎動は少なくなることはあっても，全くなくなることはありません．胎動が全くなくなった時は，すぐに連絡して受診してください．
⑥ 基礎体温表のように，線で結んでください．
⑦ そのほか，出血・下腹痛などがあった時は，備考欄に記入してください．

図 1-43 modified count-to-ten method（KMO法）の測定方法
（文献25より引用）

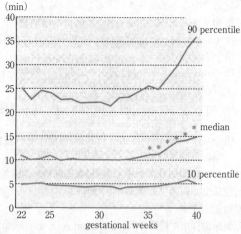

図 1-44 日本人ローリスク妊婦の週数別基準胎動数（modified count to 10 time：Kuwata-Matsubara-Ohkusa）[26]
横軸は妊娠週数を，縦軸は「胎動10回を感じるのに要した時間count to 10 time（分）」を示す．count-to-10 timeは32週で平均10.0分で最低（胎動回数は最大）．妊娠週数が進むとcount-to-10 timeは長くなり（胎動数は減少し），40週では平均14.8分．
＊32週に比して統計学的有意差あり．
（文献25より引用）

表 1-34　正常正期産新生児の臍帯血ガス分析値*

報告者，年	Ramin，1989		Riley，1933		Kotaska，2010	
分娩様式	経腟				経腟	帝王切開
症例数	1,292		3,522		303	189
動脈血						
pH	7.28	0.07	7.27	0.07	7.26 (7.01〜7.39)	7.3 (7.05〜7.39)
P_{CO_2} (mmHg)	49.9	14.2	50.3	11.1	51 (30.9〜85.8)	54 (37.5〜79.5)
HCO_3^-	23.1	2.8	22	3.6		
Base Excess (mEq/L)	-3.6	2.8	-2.7	2.8		
静脈血						
pH			7.34	0.06	7.31 (7.06〜7.44)	7.34 (7.10〜7.42)
P_{CO_2} (mmHg)			40.7	7.9	41 (24.9〜70.9)	44 (29.1〜70.2)
HCO_3^-			21.4	2.5		
Base Excess (mEq/L)			-2.4	2		

＊データは平均，標準偏差ないし範囲(2.5〜97.5パーセンタイル)．

(文献27より引用改変)

　　異常症，胎児感染症，胎児の出血性疾患，胎児免
　疫グロブリン等)

　(b)治療的適応：胎児貧血に対する輸血，侵襲的治療
　　(膀胱・胸腔内シャント留置等)での筋弛緩薬静注，
　　造血幹細胞移植等

　(c)禁忌　(**表1-35**)

(7)胎児付属物からのアセスメント

　胎盤画像診断(**図1-45，46，表1-36**)

表 1-35　臍帯血採血の禁忌(絶対的，相対的)

1．臍帯の胎盤付着異常(前置胎盤，臍帯の卵膜付着)
2．IUGRにおける単一臍帯動脈
3．超音波視野が不十分な場合(母体肥満等)
4．胎動が活発な場合
5．物理的刺激に対する子宮の過敏症
6．ハイリスク母体(子癇前症，敗血症等)
7．ハイリスク胎児(高度胎児水腫，胎児から母体への出血・
　　循環血液量減少等)

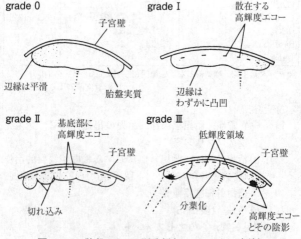

図 1-45　胎盤のgrade別分類(Grannumらの方法)
(文献28より引用)

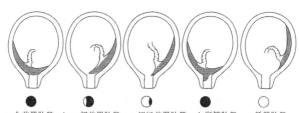

a. 全前置胎盤　b. 一部前置胎盤　c. 辺縁前置胎盤　d. 頸管胎盤　e. 低置胎盤

図 1-46　前置胎盤の種類と類症（文献29より引用）
　　　　　白は卵膜，黒は胎盤を示す.

表 1-36　胎盤のgradeの分類

grade	超音波像	備　考
grade 0	胎盤実質は均一で，辺縁も平滑なもの	妊娠初期 〜 妊娠中期
grade Ⅰ	実質内に高輝度エコーが散在するもの	
grade Ⅱ	胎盤実質の分葉化が始まり，基底部に高輝度エコーが明瞭に認められる	
grade Ⅲ	明らかに分葉化し，胎盤実質には高度の石灰化像が認められる. また，部位により，内部エコーが少なく抜けたようにみえる	妊娠末期に多くみられる

(8)羊水からのアセスメント
　①羊水の生物学的意義(表1-37)
　②羊水量(図1-47)
　　　胎盤完成期に一致して急速に羊水量は増加し，妊娠
　　8〜9カ月で最大700〜800 mLに達し，以後妊娠週数
　　とともに減少，妊娠40週では 500 mL 程度まで減少
　　する.

表 1-37　羊水の生物学的意義

1）胎児に一定の空間を与えて，その運動を自由にする
2）胎児と羊膜あるいは胎児の体各部相互の癒着を防ぐ
3）外力が直接胎児や胎盤血行に加わるのを防ぐ
4）胎児の運動が母体に及ぼす力を緩和する
5）胎児体温の恒常性を維持する
6）分娩時前羊水が胎胞を形成して軟産道開大に寄与する
7）陣痛による子宮収縮圧を平均化して子宮内の一部に過強な
　　機械的圧迫が加わるのを防ぐ
8）破水により腟壁を潤滑にして胎児下降を容易にする
9）胎胞破裂後あるいは胎児娩出後の羊水流出が軟産道の汚染
　　を洗い流す

（文献30より引用）

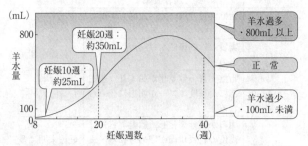

図 1-47　正常羊水量の推移と羊水の異常の関係
（文献31より引用）

　(a)羊水量測定法：羊水ポケット，AFI（amniotic fluid
　　　index）4〜6cmが羊水量250mLに相当（**表1-38**）
　(b)羊水量の異常（**表1-39〜41**）
③破水時の検査
　(a)視診
　　外陰部や腟鏡診で肉眼的に羊水の持続的漏出が認め
　　られる．

表 1-38 羊水ポケットとAFIの評価

	羊水ポケット	AFI	羊水量
羊水過少	2 cm未満	5 cm未満	100 mL以下
羊水過多	8 cm以上	24 cm以上	800 mL以上

表 1-39 羊水過多(症)の原因

I．羊水産生の増加
　1）胎児尿産生の増加
　　⑴浸透圧性：母体糖尿病
　　⑵抗利尿ホルモン分泌低下：無脳症，中枢神経系異常
　　⑶胎児循環の異常：胎児血管腫，胎児水腫(免疫性・非免
　　　　　　　　　　　疫性)
　　　　　　　　　　　心奇形，双胎間輸血症候群受血児
　2）胎児血漿成分漏出の亢進：無脳症，二分脊椎，胎盤血管
　　　腫，臍帯ヘルニア，腹壁破裂
　3）胎盤異常：絨毛血管腫
II．羊水吸収の障害
　1）嚥下障害：染色体異常，中枢神経系異常，胸腔内腫瘍，
　　　胸水
　2）上部消化管通過障害：食道閉鎖，十二指腸閉鎖，横隔膜
　　　ヘルニア，輪状膵
III．特発性

(文献30より引用)

表 1-40 羊水過多妊婦の分娩時に起こりうる障害

　1）胎位・胎勢の異常
　2）子宮筋の過伸展による微弱陣痛
　3）仰臥位低血圧症候群
　4）破水時の臍帯脱出や胎児四肢脱出
　5）破水時の急激な子宮内低下による胎盤早期剥離
　6）分娩後の弛緩出血

(文献30より引用)

表 1-41　羊水過少の原因

1．先天異常による胎児尿産生（または排泄）障害 　　腎無形成（Potter症候群），腎低形成，嚢胞性腎異形成，尿 　　路閉鎖
2．胎児尿産生量の低下 　1）胎盤機能不全による胎児低酸素症： 　　　妊娠中毒症，過期妊娠，原因不明の胎盤機能不全 　2）胎児臓器機能不全： 　　　IUGR，染色体異常，先天性心疾患 　3）薬剤性： 　　　非ステロイド性消炎鎮痛薬，アンジオテンシン変換酵素 　　　阻害薬 　4）胎児感染，双胎間輸血症候群供血児
3．羊水の喪失：前期破水後の長期妊娠継続
4．原因不明：特発性羊水過少

（文献30より引用）

(b) pH検査（羊水はpH7.0～8.5）

・BTB（borm thymol blue）法：pH6.2～7.8が測定範囲

・エムニケーター®（Amnicator®）（ニトラジン試薬紙）：
　黄色→青緑色（pH6.5），青色（pH7.0），濃青色（pH7.5）

(c) 羊水羊歯（シダ）状結晶：羊水が存在していれば羊
　　歯状結晶（+）

(d) 胎児由来細胞：妊娠32週以後では羊水中に毳毛が
　　確認，SudanⅢ染色により脂肪細胞が橙赤色（+），
　　0.1％ナイルブルー染色により胎児表皮細胞（+）

(e) ヒト癌胎児性フィブロネクチン：ロムチェック®
　　で陽性

(f) α-フェトプロテイン（AFP）：アムテック®で陽性

(g) ヒトインスリン様成長因子結合たんぱく1型（IG-
　　FBP-1）：アムニテスト「明乳」®で陽性

(h)hCG検出法：妊娠診断用キット使用で陽性

(i)羊膜内色素注入法：エバンスブルー法，メチレンブルー法，フルオレセイン法，PSP法

④胎児の成熟度の検査

(a)肺成熟度検査法(**表1-42**)

表 1-42 胎児肺成熟の検査法の種類とその基準値

検査法	検査法の種類	肺成熟の基準値
生化学的測定法	総合リン脂質	≧0.14 mg/dL(リン濃度として)
	総レシチン	≧3.5 mg/dL
	サーファクタント・リン脂質(ショ糖密度勾配超遠心分画法)	≧1.0 mg/dL
	飽和レシチン(DSPC)	≧1.0 mg/dL
	DSPC/S	>1.0
	レシチン/スフィンゴミエリン比(L/S比)	≧2.0
	パルミチン酸/ステアリン酸比(P/S比)	≧5.0
	ホスファチジルグリセロール(PG)	
	・二次元薄層クロマトグラフィー	リン脂質の3％以上またはスポットの確認
	・Amniostal-FLM®	陽性
	・酵素法	≧0.36 μmol/dL
	サーファクタント・アポ蛋白(SP-A)	
	・ERISA法(帝人)	≧1,700 ng/mL
	ethanol shaking test	
	・原法	≧2倍希釈陽性
	・2回shaking法(double shaking test)	≧2倍希釈陽性
	foam stability index test(FSI)(Lumadex test®)	≧47
物理化学的測定法	stable microbubble test	weak以上(原法ではmedium)
	tap test	<5 bubbles
	表面張力の測定	
	・羊水表面張力	≦17 mN/m
	・drop weight method	≦85
	fluorescence polarization value(P-value)	≦0.345

(文献32より引用)

(b)腎臓成熟度検査法

　クレアチニンの測定

　2.0 mg/dL以上：胎児38週以降

(c)皮膚成熟度検査法

　脂肪細胞出現率が20%以上のとき成熟

(d)肝成熟度検査法（羊水吸光度分析）

　ΔOD450が0.02以下であれば成熟

(9)音響刺激テスト（vibroacoustic stimulation test：VAST）
（図1-48）

(10)胎児血流ドプラー検査（図1-49）

①胎児動脈系血流：臍帯動脈，中大脳動脈などの末梢
動脈の血流波形からPulsatility-index（PI），Resistance-
index（RI）を指標として検討する．

臍帯動脈PI（UA-PI）の高値＝胎盤機能の低下，PI
（MCA-PI）の低下，MCA-PI正常化・臍帯血流波形の
拡張期の途絶と逆流＝胎児のアシドーシス

②胎児静脈系血流：Pulsatility-index for vein（PIV）を
指標とする，大きくなるとアシドーシスにともなう心
不全を疑う下大静脈血流速度波形のPI値の上昇＝アシ
ドーシス状態

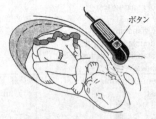

図　1-48　胎児音響刺激試験を実施している様子
　　　　　（文献33より引用）

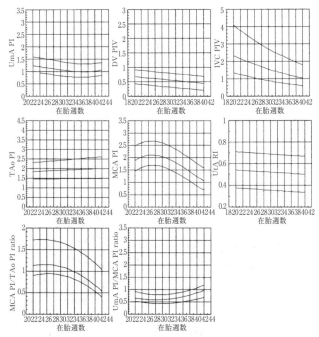

図 1-49 血流指標の正常域（文献34より引用）

5 ％タイル, 50％タイル, 95％タイルを示した.

(UmA：臍帯動脈, MCA：中脳大脳動脈, TAo：胸部動脈, DV：静脈管, UtA：子宮動脈, PI：拍動係数, PIV：静脈拍動係数, RI：抵抗係数).

3. 胎児の位置および姿勢のアセスメント

(1)視診および触診法によるアセスメント

① レオポルド触診法（**図1-50**，**表1-43**）

手技の前の準備：排尿をすませ外診台で腹部を露出して仰臥させる．股膝関節を十分に曲げ，大腿をやや開いた状態にして腹壁を弛緩させる．診察者の手を暖めてから外診する．

② 視診によるアセスメント（**表1-44**）

③ 児頭回旋の表現法（**図1-51**，**表1-45**）

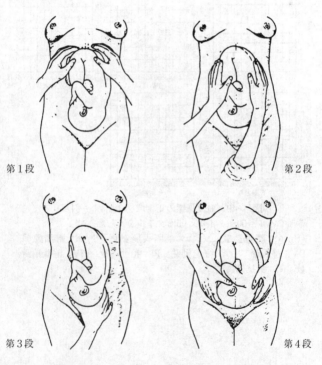

第1段　　　　　　　　　　　　　　　　第2段

第3段　　　　　　　　　　　　　　　　第4段

図 1-50　レオポルド触診法（文献13より引用）

表 1-43　レオポルド触診法

段階	手技	観察内容	胎児部分の特徴
第１段	両手を子宮底に置き，指先を揃えて彎曲させて子宮底に当て，軽く圧しながら触診する	子宮底の位置（高さ）・形・胎児部分の種類（頭部／臀部）など	【頭部】児体の他の部分よりも硬く，大きい．でこぼこがなく，均等な球形である．児頭が骨盤内に固定する前は，浮球感（ボールが浮き上がるような感じ）がある
第２段	子宮底に当てた両手を子宮壁に沿って臍の左右の側腹部に移動させながら触診する．手掌を平たくして子宮の側壁を左右交互に圧しながら触診する	腹壁の緊張，子宮壁の厚さ，子宮の形・大きさ・硬さ，羊水の多少，胎向（児背／小部分），胎児の数，胎動など	【臀部】頭部に次いで大きく球形に近いが，全体に柔らかく，でこぼこがある．浮球感はない
第３段	右手の拇指と示指を開きながら恥骨結合上にある胎児部分をつかむようにし，交互に軽く押しながら触診する	胎児先端部の形状，移動性，骨盤内嵌入の程度，浮球感など	【背部】比較的硬い弓状に彎曲した長い均等な板状に触れる．移動性はない
第４段	妊婦の足の方に向きを変え，両手の指先を揃えて彎曲させ，左右の下腹部に当て，骨盤方向にゆっくりと指先で軽く圧しながら触診する	胎児先端部の形状，移動性，骨盤内嵌入の程度など	【小部分】背部の反対側にあり，数個の小さな突起として触れる．可動性があり，衝突様運動がある

（文献13を参考にして作成）

表 1-44　腹部の異常から推定できること

胎児および付属物の異常	腹部の大きさと形
双胎・羊水過多	子宮の長さと幅が増大
巨大児	子宮の長さが増大
縦　位	子宮が縦長の卵円形
横　位	子宮が横長の卵円形
後方後頭位	臍あるいは臍下に受け皿のようなくぼみ
狭骨盤，脊椎奇形	初産婦の懸垂腹（立位で観察する）

（文献13より引用）

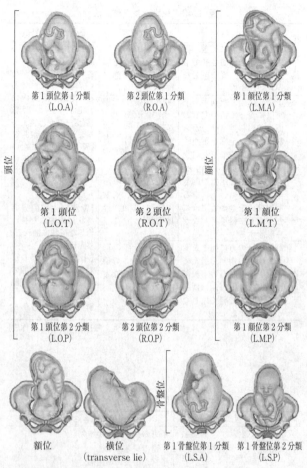

第1頭位第1分類
(L.O.A)

第2頭位第1分類
(R.O.A)

第1顔位第1分類
(L.M.A)

第1頭位
(L.O.T)

第2頭位
(R.O.T)

第1顔位
(L.M.T)

第1頭位第2分類
(L.O.P)

第2頭位第2分類
(R.O.P)

第1顔位第2分類
(L.M.P)

頭位

顔位

額位

横位
(transverse lie)

第1骨盤位第1分類
(L.S.A)

第1骨盤位第2分類
(L.S.P)

骨盤位

図 1-51 胎児の位置および姿勢(文献35より引用改変)

表 1-45　児頭回旋の表現法

日　独　式					英　米　式
縦位	頭位	第1胎向 1 te Kopflage	{	第1分類　背左前	left occiput anterior (L.O.A)
				第2分類　背左後	left occiput posterior (L.O.P)
		第2胎向 2 te Kopflage	{	第1分類　背右前	right occiput anterior (R.O.A)
				第2分類　背右後	right occiput posterior (R.O.P)
	骨盤位	第1胎向 1 te Beckenendlage	{	第1分類　背左前	left sacro anterior (L.S.A)
				第2分類　背左後	left sacro posterior (L.S.P)
		第2胎向 2 te Beckenendlage	{	第1分類　背右前	right sacro anterior (R.S.A)
				第2分類　背右後	right sacro posterior (R.S.P)
横位 (斜位)	…	第1胎向 1 te Querlage	{	第1分類　頭左背前	left scapulo anterior (L.Sc.A)
				第2分類　頭左背後	left scapulo posterior (L.Sc.P)
		第2胎向 2 te Querlage	{	第1分類　頭右背前	right scapulo anterior (R.Sc.A)
				第2分類　頭右背後	right scapulo posterior (R.Sc.P)

4. 出生前診断（表1-46〜49，図1-52）

　出生前に行われる遺伝的検査および診断は，遺伝カウンセリングが提供できる体制下で実施する．

表 1-46　侵襲的な検査や新たな分子遺伝学的技術を
用いた検査の実施要件

1．夫婦のいずれかが，染色体異常の保因者である場合
2．染色体異常症に罹患した児を妊娠，分娩した既往を有する場合
3．高齢妊娠の場合
4．妊婦が新生児期もしくは小児期に発症する重篤なX連鎖遺伝病のヘテロ接合体の場合
5．夫婦の両者が，新生児期もしくは小児期に発症する重篤な常染色体劣性遺伝病のヘテロ接合体の場合
6．夫婦の一方もしくは両者が，新生児期もしくは小児期に発症する重篤な常染色体優性遺伝病のヘテロ接合体の場合
7．その他，胎児が重篤な疾患に罹患する可能性がある場合

（文献36より引用）

表 1-47　出生前診断の種類と特徴

	検査方法	実施時期	採取検体など	対象疾患	備考
確定検査	羊水検査	妊娠15週以降	経腹的に羊水穿刺を行い採取（流産率約0.3%）	染色体疾患全般（感度99.7%）	結果は約2〜3週間後
非確定的検査	絨毛検査	妊娠10〜14週	経腹的あるいは経腟的に採取（流産率約1%）	染色体疾患全般（感度99.1%）	結果は約2〜3週間後
	超音波マーカー検査	妊娠10〜14週	経腹的に行う	13・18・21トリソミー（ダウン症候群）	胎児後頸部の浮腫NT(nuchal trans-lucency)の測定，鼻骨低形成(欠損)の所見の有無
	母体血清マーカー検査	妊娠15週前後	母体血を採血	13・18・21トリソミー（ダウン症候群），開放性神経管奇形（偽陽性率が5%程度と高い）	Triple marker test(AFP, hCG, uE3) Quatro test (AFP, uE3, Inhibin A)
	母体血胎児染色体検査（無侵襲的修正前遺伝子検査）	妊娠10週以降	母体血を採血	13・18・21トリソミー（ダウン症候群）（偽陽性率は0.1%以下と少ない）	結果は約2週間後
その他	着床前診断	受精卵（胚）	重篤な遺伝性疾患児を出産する可能性のある，遺伝子変異ならびに染色体異常を保因する場合，均衡型構造異常に起因すると考えられる習慣流産（反復流産を含む）を対象とする		

表 1-48　出生前に診断できる主な遺伝病

病　名	発生率	遺伝形式
嚢胞性線維症	白人3,300人に1人	常染色体劣性遺伝
先天性副腎過形成	1万人に1人	常染色体劣性遺伝
デュシェンヌ型筋ジストロフィー	男児の出産3,500人に1人	X染色体劣性遺伝
血友病A	男児の出産8,500人に1人	X染色体劣性遺伝
アルファ-サラセミア，ベータ-サラセミア	民族や人種によって大きく異なる	常染色体劣性遺伝
ハンチントン病	10万人に4～7人	常染色体優性遺伝
多発性嚢胞腎(成人型)	3,000人に1人	常染色体優性遺伝
鎌状赤血球貧血	米国では黒人400人に1人	常染色体劣性遺伝
テイ-サックス病(GM_2ガングリオシドーシス)	アシュケナージ系ユダヤ人とフランス系カナダ人では3,600人に1人，その他の民族では40万人に1人	常染色体劣性遺伝

(文献37より引用)

表 1-49　96,127単胎妊娠におけるNT値別胎児
　　　　 染色体異常頻度

NT値(mm)	胎児数	染色体異常児数(%)
～3.4	95,086	315(0.33)
3.5～4.4	568	120(21.1)
4.5～5.4	207	69(33.3)
5.5～6.4	97	49(50.5)
6.5～	166	107(64.5)

(文献1より引用)

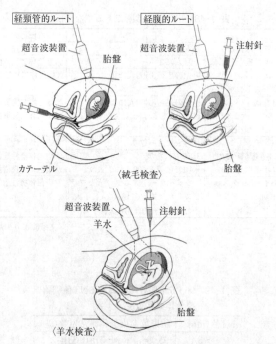

〈絨毛検査〉

〈羊水検査〉

図 1-52　絨毛検査と羊水検査（文献37より引用）

4 妊婦の心理的・社会的側面のアセスメント

▶▶アセスメント

❶ 妊娠中の情緒状態のアセスメント
❷ 母性行動のアセスメント
❸ 性意識，性行為の変化に対するアセスメント
❹ 家族，他者のサポート
❺ 職業状況のアセスメント

❶ 妊娠中の情緒状態のアセスメント

1. 妊婦の心理過程の概要（図1-53）
2. 妊娠期の感情の変化（図1-54）

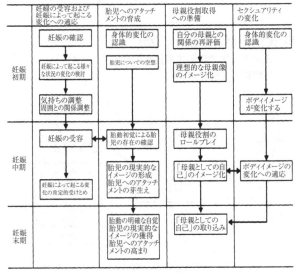

	妊婦の受容および妊娠によって起こる変化への適応	胎児へのアタッチメントの育成	母親役割取得への準備	セクシュアリティの変化
妊娠初期	妊娠の確認 → 妊娠によって起こる様々な状況の変化の検討 → 気持ちの調整 周囲との関係調整	身体的変化の認識 / 胎児についての空想	自分の母親との関係の再評価 → 理想的な母親像のイメージ化	身体的変化の認識 / ボディイメージが変化する
妊娠中期	妊娠の受容 → 妊娠によって起こる変化の肯定的受けとめ	胎動初覚による胎児の存在の確認 → 胎児の現実的なイメージの形成 胎児へのアタッチメントの芽生え	母親役割のロールプレイ → 「母親としての自己」のイメージ化	ボディイメージの変化への適応
妊娠末期		胎動の明確な自覚 胎児の現実的なイメージの獲得 胎児へのアタッチメントの高まり	「母親としての自己」の取り込み	

図 1-53　妊婦の心理過程の概要（文献38より引用）

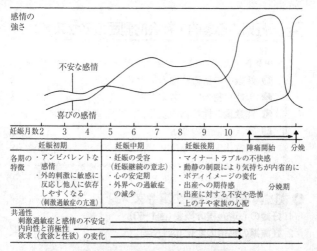

図 1-54　妊娠期の感情の変化（文献39より引用）

❷ 母性行動のアセスメント

1. 妊婦の母親役割取得過程への影響要因（図1-55）
2. 妊娠期の保健指導（表1-50）

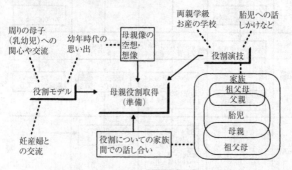

図 1-55　妊婦の母親役割取得過程への影響要因
（文献39より引用）

表 1-50　妊娠中の保健指導

妊娠週数／保健指導事項	4～7週	8～11週	12～15週	16～19週	20～23週	24～27週	28～31週	32～35週	36～39週	分娩後1カ月健診
保健指導事項	①妊娠中の生活について(あせらずに規則的な生活をする) ②つわりの指導(食事・便通) ③性生活をつつしむ ④服薬についての注意 ⑤X線(レントゲン)検査、放射線による治療は避ける ⑥感染症の予防	①医師による健康診断 ②流産の予防(流行・性生活・栄養の注意) ③精神の持ち方 ④母子健康手帳の使い方、妊娠の届出について ⑤母親学級の紹介 ⑥妊娠経過と胎児発育について	①栄養 ②身体の動静 ③外陰部の手当 ④睡眠 ⑤妊産婦体操の必要性と開始時期	①容姿について、衣類(および下着類(ブラジャーなど)、はき物) ②臍帯・腹帯の締め方(コルセット、さらし、ガードル) ③胎動について ④体重測定と検尿の必要性、血圧指導 ⑤生活指導・計画のない1日の暮らし方 ⑥歯の衛生 ⑦母乳栄養の意義、乳房の手当	①分娩の計画について・分娩の場所・分娩・ちゃん用品について ②児について ③家族への指導・夫や家人の理解・上の子のしつけ ④静脈瘤・痔核の予防 ⑤下肢の浮腫の予防 ⑥栄養・体重コントロール ⑦身体の動静	①栄養のとり方 ②異常の早期発見と予防・早産	①医師・助産師の診察は2週間に1回とする ②体表面に現れる生理的変化に対する指導 ③分娩の看護者について ④入院開始の徴候 ⑥分娩準備教育の開始	①分娩用品の再点検 ②妊娠末期の摂生について ③産褥期間中の指導 ④乳房の軽いマッサージ法 ⑤里帰り分娩の注意 ⑥育児技術の指導・沐浴・オムツ交換・着替え・抱き方など	①医師による診察(1週間に1回) ②分娩末期の運動(補助動作の練習) ③腹圧を李じた動作 ④入院の時期 ⑤産後の性生活・家族計画	①産後の身体的回復 ②性生活・家族計画 ③日常生活について ④職場への復帰について ⑤育児について

(文献40より引用)

83

3. 妊娠期の心理社会的適応(Lederman, 1996)

① 妊娠の受容
② 母親役割にともなう同一化
③ 実母との関係
④ 夫/パートナーとの関係
⑤ 出産への準備
⑥ 痛みの恐怖，無力感，コントロールの喪失
⑦ 自己と赤ちゃんのwell-beingに対する心配

❸ 性意識，性行為の変化に対するアセスメント

1. 妊娠中および出産後の父親の情緒的反応(図1-56)(表1-51)

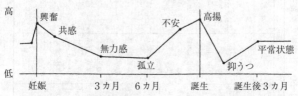

図 1-56　母親妊娠中および出産後の父親の情緒的反応
　　　　　(文献41より引用)

❹ 家族，他者のサポート

① サポートの量および質についてのアセスメント
② 公的サービス，私的サービスの情報を得て，どれだけアクセスできているか
③ 母子保健法などによる対策
④ 自助グループなどへのアクセス法

表1-51 妻が妊娠中の夫の役割の例

役　割	具体的内容の例
妊娠している妻の精神的支援	妊娠経過における妊婦の心理的反応を理解するできる限り側にいることで精神的支援となる（職場から早く帰宅する，飲み会に行かない，休日は一緒に過ごすなど）
妊娠している妻の身体的負担に対する支援	日常生活における役割分担の見直し身体的不快症状へのケア（マッサージなど）夫婦生活に対する配慮
妊娠・出産に向けての準備	出産前教室への参加妊婦健康診査への受診父親役割獲得準備（ロールモデルや理想像を考えるなど）育児用品の準備，医療機関の選択
経済的基盤	妊娠・出産にかかる費用育児用品のための費用保険や貯蓄に関する見直し
住環境の調整	妊婦や生まれてくる子どもの安全性の確認育児スペースの確保
職場の調整	妻が妊娠していることの開示自宅にいる時間を確保するための仕事の調整育児休暇申請
人間関係の調整	育児支援としての人的支援と内容の確認里帰り出産における支援体制の確認
各種手続きと社会資源	出産届，出産手当金，医療費控除など
日本の伝統的慣習の継承	戌の日（着帯），安産お守り，お七夜，お宮参りなど

❺ 職業状況のアセスメント

1. 仕事内容，環境，通勤時間などについてアセスメント
2. 勤労妊婦に適用される法律や制度（表1-52，図1-57-①，②）

表 1-52 妊娠中と出産後に働く女性を支援する法律と制度

事業主の措置	根拠となる法律
保健指導または健康診査を受けるための時間の確保 ✓ 妊娠中(~妊娠23週は1回/月，24~35週は1回/2週，36週~は1回/週) ✓ 産後1年以内(医師の指示による)	男女雇用機会均等法第12条
指導事項を守ることができるようにするための措置 ✓ 妊娠中の通勤緩和(時差通勤，勤務時間の短縮，交通手段や通勤経路の変更等の措置) ✓ 妊娠中の休憩に関する措置(休憩時間の延長，休憩回数の増加，休憩時間帯の変更等の措置) ✓ 妊娠中または出産後の症状等に対応する措置(作業の制限，勤務時間の短縮，休業，作業環境の変更等の措置) ※「母性健康管理指導事項連絡カード」の利用	男女雇用機会均等法第13条
妊娠・出産等を理由とする不利益取扱いの禁止 ※ 不利益な取扱いと考えられる例 ○ 解雇すること ○ 期間を定めて雇用される者について，契約の更新をしないこと ○ あらかじめ契約の更新回数の上限が明示されている場合に，当該回数を引き下げること ○ 退職または正社員をパートタイム労働者等の非正規社員とするような労働契約内容の変更の強要を行うこと ○ 降格させること ○ 就業環境を害すること ○ 不利益な自宅待機を命ずること ○ 減給をし，または賞与等において不利益な算定を行うこと ○ 昇進・昇格の人事考課において不利益な評価を行うこと ○ 派遣労働者として就業する者について，派遣先が当該派遣労働者に係る労働者派遣の役務の提供を拒むこと	男女雇用機会均等法第9条

(次頁につづく)

妊婦の軽易な業務への転換 ※妊娠中の女性が請求した場合	労働基準法 第65条第3項
妊産婦等の危険有害業務の就業制限 ✓ 重量物を取り扱う業務，有毒ガスを発散する場所における業務など	労働基準法 第64条の3
妊産婦に対する変形労働時間制の適用制限 ※妊産婦が請求した場合には，1日及び1週間の法定時間を超える就業はできない	労働基準法 第66条第1項
妊産婦の時間外労働，休日労働，深夜業の制限 ※妊産婦が請求した場合	労働基準法第66条 第2項及び第3項
解雇制限 ✓ 産前・産後休業の期間及びその後30日間の解雇は禁止されている ✓ 育児休業・介護休業を申出し，または休業したことを理由として解雇することはできない ✓ 女性労働者が婚姻・妊娠・出産したことを退職理由として予定する定めをしてはならない	労働基準法第19条 育児・介護休業法 第10条，第16条 男女雇用機会均等法第9条
産前・産後・育児休業など	
産前・産後休業 ✓ 産前6週間（多胎妊娠の場合は14週間），産後は8週間 ※産前は女性が請求した場合，産後は6週間を経過後，女性本人が請求し，医師が支障ないと認めた業務については，就業は差し支えない	労働基準法第65条 第1項及び第2項
育児休業 ✓ 原則として1歳に満たない子を養育する男女労働者が，子が1歳に達するまでの間，取得できる ※有期契約労働者の場合は，下記に該当する労働者 申し出時点で1年以上継続して雇用されていること，子が1歳6カ月に達する日（2歳までの育児休業の場合は，子が2歳に達する日）までに，労働契約（更新される場合には，更新後の契約）の期間が満了することが明らかでないこと	育児・介護休業法 第5条～第9条

（次頁につづく）

育児時間 ✓ 生後満1年に達しない生児を育てる女性は，1日2回各々少なくとも30分の育児時間を請求することができる	労働基準法第67条
育児のための短時間勤務 ✓ 子が3歳まで男女とも原則1日6時間とする勤務時間の短縮を申し出できる	育児・介護休業法 第23条
所定外労働の制限 ✓ 子が3歳まで男女とも請求すれば所定外労働時間が制限される	育児・介護休業法 第16条の8
子の看護休暇 ✓ 子が小学校就学の始期に達するまで，男女とも申し出すれば，年次休暇とは別に子が1人の場合は1年に5日（子が2人以上の場合は10日）まで，病気・けがをした子の看護または子に予防接種，健康診断を受けさせるための休暇を1日または半日単位で取得することができる	育児・介護休業法 第16条の2， 第16条の3
時間外労働・深夜業の制限 ✓ 子が小学校就学の始期に達するまで，男女とも申し出すれば，1カ月24時間，1年150時間を超える時間外労働が制限される ✓ また，深夜業（午後10時から午前5時まで）が制限される	育児・介護休業法 第17条，第19条
育児目的休暇制度（努力義務） ✓ 小学校就学前の子の育児に関する目的で利用できる休暇制度（配偶者出産休暇や入園式等の行事参加のための休暇等）を設けるよう努力しなければならない	育児・介護休業法 第24条第1項
経済的支援	関係機関等
出産手当金 ✓ 1日につき被保険者の標準報酬日額の3分の2に相当する額 ✓ 出産の日以前42日（多胎の場合98日）から出産の翌日以後56日までの範囲で会社を休んだ期間が対象	勤務先の健康保険担当者，加入している健康保険（協会けんぽ・健康保険組合）窓口

（次頁につづく）

出産育児一時金 ✓ 被保険者が出産したとき,1児につき42万円	加入している健康保険(協会けんぽ・健康保険組合)窓口,市区町村担当窓口
育児休業給付金 ✓ 1歳未満の子を養育するために育児休業した場合 ✓ 休業開始前の賃金日額×支給日数×67%(育児休業開始から6カ月経過後は50%)	最寄りの ハローワーク
雇用保険料の免除 ✓ 産前・産後・育児休業中に会社から給与が支払われていない場合は,雇用保険料の負担はない ✓ 健康保険・厚生年金保険の保険料は,会社から申し出することにより,本人負担分,会社負担分共に免除される	

別記様式

母性健康管理指導事項連絡カード

年　月　日

事　業　主　殿

医療機関等名 _____

医師等氏名 _____ 印

　下記の1の者は、健康診査及び保健指導の結果、下記2〜4の措置を講することが必要であると認めます。

記

1 氏名等

氏　名		妊娠週数	週	分娩予定日	年　月　日

2 指導事項（該当する指導項目に○を付けてください。）

症　状　等			指導項目	標　準　措　置
つわり	症状が苦しい場合			勤務時間の短縮
妊娠悪阻				休業（入院加療）
妊婦貧血	Hb 9g/dL 以上11g/dL 未満			負担の大きい作業の制限または勤務時間の短縮
	Hb 9g/dL 未満			休業（自宅療養）
子宮内胎児発育遅延		軽　症		負担の大きい作業の制限または勤務時間の短縮
		重　症		休業（自宅療養または入院加療）
切迫流産（妊娠22週未満）				休業（自宅療養または入院加療）
切迫早産（妊娠22週以後）				休業（自宅療養または入院加療）
妊娠浮腫		軽　症		負担の大きい作業、長時間の立作業、同一姿勢を強制される作業の制限または勤務時間の短縮
		重　症		休業（入院加療）
妊娠高血圧症候群（妊娠中毒症）	蛋白尿	軽　症		負担の大きい作業、ストレス・緊張を多く感じる作業の制限または勤務時間の短縮
		重　症		休業（入院加療）
	高血圧	軽　症		負担の大きい作業、ストレス・緊張を多く感じる作業の制限または勤務時間の短縮
		重　症		休業（入院加療）
妊娠前から持っている病気（妊娠により症状の悪化が見られる場合）		軽　症		負担の大きい作業の制限または勤務時間の短縮
		重　症		休業（自宅療養または入院加療）

図 1-57-① 母性健康管理指導事項連絡カード

(裏)

症　状　等			指導項目	標　準　措　置
妊娠中にかかりやすい病気	静脈瘤	症状が著しい場合		長時間の立作業、同一姿勢を強制される作業の制限または横になっての休憩
	痔	症状が著しい場合		
	腰痛症	症状が著しい場合		長時間の立作業、腰に負担のかかる作業、同一姿勢を強制される作業の制限
	膀胱炎	軽症		負担の大きい作業、長時間作業場所を離れることのできない作業、寒い場所での作業の制限
		重症		休業（入院加療）
多胎妊娠（　　　　　胎）				必要に応じ、負担の大きい作業の制限または勤務時間の短縮　多胎で特殊な例または三胎以上の場合、特に慎重な管理が必要
産後の回復不全		軽症		負担の大きい作業の制限または勤務時間の短縮
		重症		休業（自宅療養）

標準措置と異なる措置が必要である等の特記事項があれば記入してください。

3　上記2の措置が必要な期間（当面の予定期間に〇を付けてください。）

1週間（　　月　　日〜　　月　　日）	
2週間（　　月　　日〜　　月　　日）	
4週間（　　月　　日〜　　月　　日）	
その他（	

4　その他の指導事項（措置が必要である場合は〇を付けてください。）

妊娠中の通勤緩和の措置	
妊娠中の休憩に関する措置	

〔記入上の注意〕
(1)　「4　その他の指導事項」の「妊娠中の通勤緩和の措置」欄には、交通機関の混雑状況及び妊娠経過の状況にかんがみ、措置が必要な場合、〇印をご記入ください。
(2)　「4　その他の指導事項」の「妊娠中の休憩に関する措置」欄には、作業の状況及び妊娠経過の状況にかんがみ、休憩に関する措置が必要な場合、〇印をご記入ください。

指　導　事　項　を　守　る　た　め　の　措　置　申　請　書

上記のとおり、医師等の指導事項に基づく措置を申請します。

　　　　　年　　月　　日

　　　　　　　　　　　　　　　　　所属 ＿＿＿＿＿＿＿＿＿＿＿＿＿＿＿＿

　　　　　　　　　　　　　　　　　氏名 ＿＿＿＿＿＿＿＿＿＿＿＿＿＿印

事　業　主　殿

　この様式の「母性健康管理指導事項連絡カード」の欄には医師等が、また、「指導事項を守るための措置申請書」の欄には女性労働者が記入してください。

図 1-57-②　母性健康管理指導事項連絡カード

▶▶アセスメント

❶ 妊娠中のQOL維持のためのアセスメント
・栄養のアセスメント
・妊娠中のマイナートラブルのアセスメント
・妊娠中の生活習慣(喫煙, 飲酒, 薬物使用の有無)
・運動 ・衣服 ・旅行
・ドメスティックバイオレンス
❷ 健康逸脱徴候のアセスメント
・妊娠リスクスコア自己評価表
・妊婦の健康逸脱
・胎児の健康逸脱

❶ 妊娠中のQOL維持のためのアセスメント

1. 栄養のアセスメント(表1-53, 54)

・「主食」を中心に, 特にごはんをしっかりと摂取する.
・食事のバランスや活動量にも配慮する(図1-58).
・体重は経時的変化を確認する.
・「副菜」で野菜を十分に摂取する.
・緑黄色野菜摂取の勧め.
・神経管閉鎖障害の発症リスク低減のため葉酸を摂取する.
・果物も毎日適量摂取する.
・たんぱく質の供給源となる「主菜」は適量を摂取する.
・貧血予防のために食材に配慮する.
・妊娠初期には, ビタミンAの過剰摂取を避ける.
・魚介類は量と質を確認しながらバランスよく摂取する.
・妊娠前から十分なカルシウム摂取をする.
・毎日, 牛乳・乳製品などの多様な食品を組み合わせる.
・食物アレルギーに関して医師の指示下に個別対応を図る.

表 1-53　妊娠中に必要な主な栄養素とその影響

栄養素	必要性と働き	不足による影響		過剰による影響
		母体	児	
エネルギー	胎児胎盤などの増加組織に対応するエネルギー量と，母体の基礎代謝量の増加を考慮して（3000 g出生体として）エネルギー負荷量を考える	妊孕性低下易疲労性免疫機能の低下（体重増加5kg未満の場合）切迫流早産妊娠悪阻	FGR低出生体重児生活力低下死亡率増加	肥満→妊娠高血圧症候群本態性高血圧妊娠性糖尿病静脈血栓症産褥感染症高脂血症微弱陣痛分娩遷延などのリスク
たんぱく質	胎児や胎児付属物，子宮の増大など組織の基礎的栄養素	妊娠高血圧症候群子癇早産乳汁分泌低下などのリスク		
脂　質	エネルギーの25〜30%を脂質によって供給する胎児の発育，乳汁分泌に必要			
糖　質	胎児発育			
カルシウム	主に胎児の骨や歯牙の形成に必要である	骨密度の低下貧血の要因歯が弱くなる，歯カリエス将来の骨粗鬆症のリスク	発育不良歯床の生育不良	
鉄	母児の体重増加，赤血球増加などのために必要となる	鉄欠乏性貧血妊娠高血圧症候群遷延（微弱）陣痛弛緩出血子宮復古不全感染への抵抗力低下	FGR胎児仮死貧血早産	
ビタミンA	器官や臓器の成長・分化に関与する抵抗力をつける母乳分泌にも影響	抵抗力の低下流早産，死産分娩時の異常産褥発熱母乳分泌不足	発育不良早期死亡	胎児奇形
ビタミンB群	抵抗力をつけるB₁：糖代謝に関与B₂：成長発育に不可欠B₆：アミノ酸代謝に関与葉酸：造血作用	流早産，死産B₁：脚気様症状，食欲不振，倦怠感，微弱陣痛，子癇出血，子宮復古不全B₂：口唇・口角炎・口内炎，眼膜炎，胸やけB₆：悪阻，貧血葉酸：貧血	発育不良子宮内死亡虚弱生活力低下多発性神経炎葉酸：神経管閉鎖障害	
ビタミンC	出血を防ぐ	壊血病流早産出血傾向微弱陣痛，弛緩出血分娩時の多量出血	発育不良子宮内死亡	
ビタミンD	カルシウムの吸収を促進骨の再構築を調節	カルシウムに同じ		
ビタミンE	不飽和脂肪酸の過酸化の抑制	習慣性流産（？）	胎児死亡（？）	
ビタミンK	血液凝固の促進骨形成の促進		ビタミンK欠乏症	

表 1-54 エネルギー摂取基準 (推奨量)

	エネルギー (kcal) 身体活動レベル			ビタミンB1 (mg)	ビタミンB2 (mg)	葉酸 (μg)	ビタミンC (mg)	ビタミンA (μgRE)	カルシウム (mg)	たんぱく質 (g)	鉄 (mg) 月経あり	鉄 (mg) 月経なし
	I	II	III									
女性 18-29歳	1,650	1,950	2,200	1.1	1.2	240	100	650	650	50	10.5	6.0
女性 30-49歳	1,750	2,000	2,300	1.1	1.2	240	100	650	650	50	10.5	6.5
妊婦 初期	+50			+0.2	+0.3	+240	+10	+0	+0	+0	-	+2.5
妊婦 中期	+250							+0		+10	-	+15.0
妊婦 末期	+450			+0.2	+0.3			+80		+25	-	
授乳婦	+350			+0.2	+0.6	+100	+45	+450	+0	+20	-	+2.5

身体活動レベル I：生活の大部分が座位で静的な活動が中心の場合。 II：座位中心の仕事だが、職場内での移動や立位での作業、接客等、あるいは通勤・買い物・家事、軽いスポーツ等のいずれかを含む場合。 III：移動や立位の多い仕事への従事者。あるいはスポーツ等余暇における活発な運動習慣を持っている場合。

(文献42を参考にして作成)

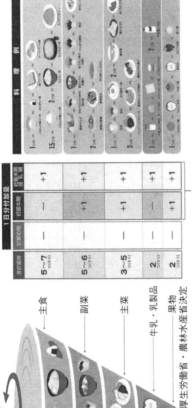

このイラストの料理例を組み合わせるとおよそ
2,200 kcal. 非妊娠時・妊娠初期（20〜49歳
女性）の身体活動レベル「ふつう（Ⅱ）」以上
の1日分の適量を示しています。

食塩・油脂については料理の中に使用されているものであり、実際の食事
「コマ」のイラストとして表現されていませんが、実際の食事の場面で表示される際には食塩相当量や脂質も合わせて情報提供されることが望まれます。

図 1-58　妊産婦のための食事バランスガイド（文献15より引用）

厚生労働省及び農林水産省が食生活指針を具体的な行動に結びつけるものとして作成・公表した「食事バランスガイド」(2005年）に、食事摂取基準の妊娠期・授乳期の付加量を参考に一部加筆

2. 妊娠中のマイナートラブルのアセスメント

 (1)妊娠各期における不快症状の発症時期(**表1-55**)
 (2)尿失禁の状態(**表1-56**)
 (3)尿失禁を回避する直立位(**図1-59**)

表 1-55　妊娠各期における不快症状の発症時期

着床～妊娠23週		妊娠24～36週	妊娠37～41週	妊娠42週
3週	便秘―――――16週	····28週	―――便秘―――	↑·※
3週	ねむけ―――12····16週			
3週	頭痛・頭重感―――16週	····28週	――頭痛・頭重感――	
3週	月経様出血―――4週			
4週	尿意頻数・頻尿・尿失禁 － 10·15週	36週 尿意頻数・頻尿・排尿困難・尿失禁		↑　※
4週	眩暈・立ちくらみ―――16週	····28週 ―	―眩暈・立ちくらみ―	↑
5～6週	はき気・嘔吐14―16週			
	胸やけ――――14 20週 ―		―胸やけ―	☆
16週	掻痒感 ··············28週			
16週	歯ぎん(肉)・鼻出血 ·······28週			
16週	毛髪のトラブル ·········28週			
	20週 腰・背部痛―――28週		―	↑
	20週 腹部の痛み ―――			↑
	20週 不眠―――――28週		―	↑
	20週	28週 帯下 ―――		
	20週	28週下肢痙攣 ―――		
	20週	32週息切れ ―――		↑
	20週	妊娠顔貌		
	20週	痔 ―――		↑　※
	20週	28週 妊娠性浮腫 ―――		↑
	20週	28週 四肢のしびれ ―――		↑
	20週	静脈瘤 ―――		↑

―― 頻発する時期.
···· 実線より頻度が少ない時期.

※産後に継続して発生しやすい症状.
☆症状増加の場合は要注意(骨盤内に児が下降しない,不定愁訴が強いなどが考えられる).
↑子宮増大が原因となっているため,経過の長いほど症状が強く現れる.

(文献43を参考にして作成)

表 1-56　骨盤底筋強度スケール

	1	2	3	4
圧　力	なし	内診指の周辺に弱く圧を感じる.全体的ではない	内診指の周辺に全体に中程度の圧を感じる	内診指の周辺全体が強く圧縮あるいはつぶされる感じ
持続時間	0	1秒未満	1秒以上3秒未満	3秒以上
内診指の平面移動	なし	やや傾斜をつけ内診指の先だけが引き上げられる	やや急な傾斜をつけ内診指全体が引き上げられる	内診指が引き上げられ，そして引き込まれる

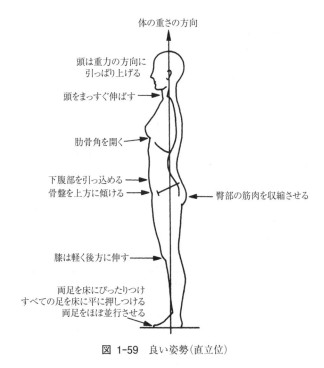

体の重さの方向

頭は重力の方向に引っぱり上げる

頭をまっすぐ伸ばす

肋骨角を開く

下腹部を引っ込める
骨盤を上方に傾ける

臀部の筋肉を収縮させる

膝は軽く後方に伸す

両足を床にぴったりつける
すべての足を床に平に押しつける
両足をほぼ並行させる

図 1-59　良い姿勢（直立位）

3. 妊娠中の生活習慣（喫煙, 飲酒, 薬物使用の有無）

(1)喫煙によるリスク（受動喫煙も含む）（**表1-57, 図1-60〜62**）

(2)飲酒によるリスク

飲酒量の及ぼす影響は, 個人差が大きい.

・流早産, 低体重児, 早期新生児死亡のリスク

・胎児性アルコール症候群（fetal alcohol syndrome：FAS）

・胎児性アルコール・スペクトラム障害（fetal alcohol spectrum disorders：FASD）

表 1-57　喫煙による異常が起こる危険性

	1〜19本/日	20本/日
自然流産	–	1.7倍
胎盤早期剥離	1.6倍	1.8倍
前置胎盤	1.3倍	2.0倍
前期破水	1.3倍	1.5倍
遅滞破水	1.5倍	2.3倍
子宮内胎児死亡	1.36倍	1.62倍
新生児死亡	1.14倍	1.42倍
乳児死亡	1.28倍	1.71倍
先天異常	1.0〜1.1倍	1.4〜1.9倍
（妊娠3カ月目喫煙）		
無脳児	1.27倍	1.39倍
	（1〜10本/日）	（11本以上/日）
ダウン症	2.43倍	2.98倍
	（喫煙歴あり）	（喫煙中）

（文献44より作成）

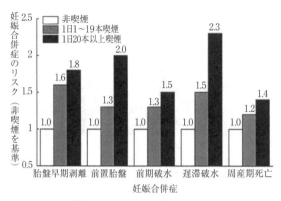

図 1-60 妊婦の喫煙，受動喫煙と出生児の身体測定値
（文献44より引用）

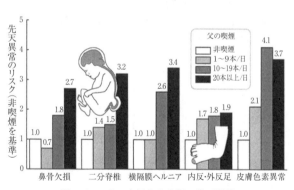

図 1-61 父の喫煙と出生児の先天異常
（文献44より引用）

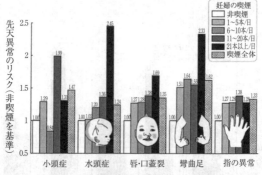

図 1-62 妊娠の喫煙と出生児の先天異常
（文献44より引用）

4. 運　　動
(1)妊娠中の運動量の目安（**表1-58, 59**）

5. 衣　　服
(1)適切な下着（**表1-60**）
(2)妊娠中の体の変化と下着の選び方（**図1-63〜66**）
(3)腹部の変化（**図1-67〜69**）

表1-58　妊娠中のスポーツ

	種　目		備　考
好ましい スポーツ	ウォーキング 水泳 ヨガ ラケットスポーツ	エアロビクス 固定自転車 ピラティス	
好ましく ない スポーツ	ホッケー バスケットボール サッカー	ボクシング レスリング （ホットヨガ）	接触や外傷の 危険が高い
危険な スポーツ	体操競技 スキー（雪・水上） ハンググライダー スキューバダイビング 激しいラケットスポーツ	乗馬　　重量挙げ スケート	転びやすく 外傷を受け やすい

（文献1より引用）

表 1-59　ボルグ（Borg）の自覚的運動強度の判定表

尺　度	英語	
6		
7	very very light	非常に楽である
8		
9	very light	かなり楽である
10		
11	light	楽である
12		
13	fairly hard	ややきつい
14		
15	hard	きつい
16		
17	very hard	かなりきつい
18		
19	very very hard	非常にきつい
20		

fairly hard（ややきつい）を超えない程度で行うのがよい.

表 1-60　妊娠中の下着

用　品	
産前用ブラジャー（妊娠から出産まで）	妊娠中，ブラジャーのカップサイズにして，2カップ以上大きく重く変化する．乳房を押さえこまず，直円錐状に支え上げ，サポートするためにブラジャーのカップサイズが変わり，さらに乳房をサポートする産前専用のマタニティブラにする
産前用乳頭保護パット（妊娠初期から出産まで）	妊娠中期から乳頭のケアの指導とともに，乳頭を押さえこまない保護マットの使用を勧める
産前用ガードル（妊娠5カ月ころから出産まで）	妊娠中腹部は前から後ろへ締めつけないようにする．産前専用ガードルを使用することで，腹部をすっぽり包み込む．お腹の丸みに沿って下腹を左右斜め上に支える．下腹部のベルトで腰や背筋にかかる負担を和らげ，ヒップのラインの崩れを守る
産前用ショーツ	ビキニショーツは鼠径部を圧迫し，腹部を上にヒップを下に押し下げる．冷えやすいので，子宮底をすっぽり包みこむようなものにする．また，おりものの異常がわかるようにクロッチは白い裏打ち布がしてあるものを選ぶ．ショーツはこまめに取り替える
産前用保湿ボトム	冷えないようにショーツのほかに，1枚身に付けるようにする

（文献45より引用）

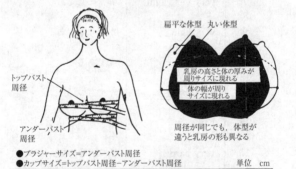

図 1-63　ブラジャーサイズの測り方（文献45より引用）

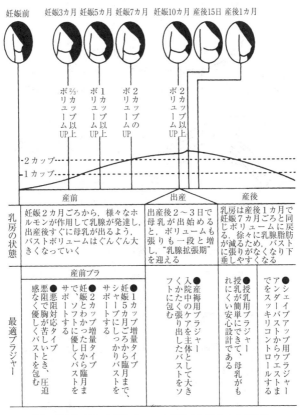

図 1-64　カップボリュームの変化（文献45より引用）

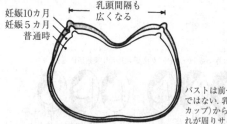

妊娠10カ月
妊娠5カ月
普通時

乳頭間隔も
広くなる

バストは前へと高くなるの
ではない. 乳房の下半分(下
カップ)から脇へ増量し, そ
れが周りサイズに現れる

図 1-65 トップバストの周径の変わり方(文献45より引用)

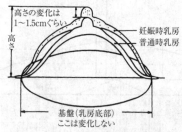

高さの変化は
1〜1.5cmぐらい

高さ

妊娠時乳房
普通時乳房

基盤(乳房底部)
ここは変化しない

同じBカップでも, 普通時
のカップボリュームと妊娠
時では容量が違う. マタニ
ティバストをサポートする
ためには, 周りサイズを測
っただけでは出てこない.
カップボリュームをしっか
り見込んだマタニティ用の
Bカップが必要

図 1-66 乳房のふくらみの変わり方(文献45より引用)

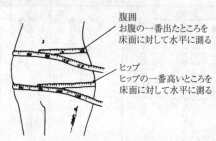

腹囲
お腹の一番出たところを
床面に対して水平に測る

ヒップ
ヒップの一番高いところを
ヒップに対して水平に測る

●産前用のマタニティサポートサイズ表　　単位cm

サイズ	マタニティM	マタニティL	マタニティLL
腹　囲	78〜100	88〜110	98〜120
ヒップ	85〜98	90〜103	95〜108

図 1-67 産前マタニティサポートのサイズの測り方
　　　　　(文献45より引用)

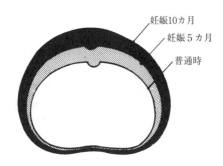

図 1-68 腹部周径の変わり方（文献45より引用）

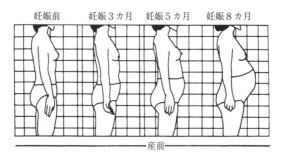

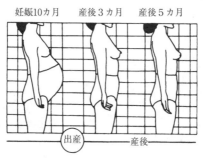

図 1-69 妊娠による理想的な体型変化（文献45より引用）

6. 旅　行

(1)妊婦の航空機搭乗

国内線：どの航空会社の規約も共通(**表1-61**)

・搭乗日が，出産予定日から29日以前のときは，何の
制限もなし(出産予定日を第1日目とする).

・出産予定日から28日以内の場合，産婦人科医が発行
した診断書(出産予定日と航空旅行に適している旨，
飛行中の特別な注意事項とその内容)，航空会社所
定の書式(必要な手配・同意書)に，妊婦本人による
記入，署名が必要. →当日空港カウンターで提出
(**図1-70**)

・出産予定日から7日以内の場合，産科医の同伴が必要

国際線：国際運送協会(IATA)による基準(**表1-62**)

・搭乗日まで出産予定日が28日以内のとき，妊娠後の
経過に異常が観察されるとき，異常分娩が予想され
るとき，多胎出産経験があるときの，いずれかの場
合に該当するときは，7日以内に発行された産科医
の診断書の提出が必要，また，出産予定日より7日
以内の航空旅行は勧めない.

・各航空会社により詳細は異なるので事前に確認する.

表 1-61　国内線の規約

搭乗日 (出産予定日より)	29日以前	28日〜8日 以内	7日以内
診断書	不要	必要	必要
必要な手配・同意書	不要	必要	必要
産婦人科医同伴	不要	不要	必要

表 1-62　妊娠中の海外旅行の潜在的禁忌事項

産科的リスクファクター
・流産歴
・頸管無力症
・子宮外妊娠の既往（渡航前の除外診断が必要）
・早産や前期破水の既往
・胎盤機能異常（既往も含める）
・切迫流産または出血
・多胎妊娠
・胎児発育異常
・中毒症，高血圧，妊娠糖尿病の既往
・35歳以上または15歳以下の初妊婦

一般な医学的リスクファクター
・血栓症の既往
・肺高血圧症
・重症気管支喘息および慢性呼吸器疾患
・弁膜症（NYHA3〜4度）
・心筋症
・高血圧
・糖尿病
・腎不全
・重症貧血
・頻繁な受診を必要とする慢性疾患

渡航を制限するほうがよい地域
・高地
・致死的な経口感染症や節足動物の媒介する感染症の流行地
・クロロキン耐性の熱帯熱マラリア流行地
・生ワクチンの接種が必要，または勧められる地域

（文献46より引用）

診断書 MEDICAL INFORMATION FORM (MEDIF)　　（医師による記入）

以下のすべての欄にご記入ください。"はい"、"いいえ"の欄については、該当する方に（∨）印を記入し、航空旅行に際しての要な記述をお願いいたします。
<注1> MEDAについては、医師以外の入れ有も病名、症状を併記してください。MEDA4については、旅程が身体に及ぼす影響も考慮願います。
<注2> 客室乗務員は、応急処置の訓練を受けておりますが、注射、薬剤投与、医療酸素ボトルの操作等の医療行為を行うことは許されておりません。また、お客さまの身の回りの世話等（トイレのお手伝い、飲食のお手伝い等）を行うことは出来ませんので、予めご了承願います。
<注3> 医療器具の設置のための座席確保や、医療器具の用意、設置に伴う経費等は有料金・費用をお申し受ける場合がございます。

MEDA1		お客さま（患者）のお名前					年齢		性別	
MEDA2	医師	お名前 医療機関名／専門科			住所					
		電話番号（医療機関）			（緊急時の連絡先）					
MEDA3 <注1>		診断（病名）・症状								
		症状の始まった日 （手術を行った日）								
MEDA4 <注1>		経過（予後）と航空旅行の適否	適 □ 否 □				傷病床での適否 （往復旅程の場合）	適 □ 否 □		
MEDA5		感染性疾患ですか？	はい □	いいえ □	"はい"の場合、詳細をご記入ください					
MEDA6		お客さま（患者）容姿、及び状態は、他のお客さまに危害等を与えますか？ またはその可能性はありますか？	はい □	いいえ □	"はい"の場合、詳細をご記入ください					
MEDA7		離発着時、及びベルトサイン点灯時に背もたれを立てたままの状態で着席できますか？	はい □	いいえ □						
MEDA8		お客さま（患者）ご自身で身の回りのことができますか？（食事、トイレ使用、客室乗務員とのコミュニケーション等）<注2>	はい □	いいえ □						
MEDA9		付添の方が必要な場合、その調整は十分ですか？<注2>	はい □	いいえ □	"いいえ"の場合は、どのようなサポート（介助）が必要ですか？					
					お客様（患者）おひとりでの搭乗は可能ですか？		はい □ いいえ □			
MEDA10		機内で酸素吸入は必要としますか？	はい □	いいえ □	"はい"の場合は、酸素量（ℓ/分）をお知らせください		酸素量（ℓ/分）		ℓ/分	
		常時使用しますか？	はい □	いいえ □						
					酸素ボトルの操作は、お客さま（患者）ご自身又は付添の方で可能ですか？		はい □ いいえ □			
MEDA11		空港・機内で、薬物等を用いた医療行為を行う必要がありますか？<注2>	(a) 空港において はい □ いいえ □		"はい"の場合、詳細をご記入ください					
MEDA12		また人工呼吸器等の特殊医療機器を使用されますか？<注2>	(b) 機内において はい □ いいえ □		"はい"の場合、詳細をご記入ください					
					※医療機器から発せられる電磁波の強度によっては、機内での使用が制限される場合があります。 ※医療機器に内蔵された電池の種類によっては、輸送が制限される場合があります。					
MEDA13		乗り継ぎ時や到着後入院が必要ですか？	(a) 乗り継ぎ時（含、宿泊） はい □ いいえ □		"はい"の場合は、手配の内容をご記入ください					
MEDA14			(b) 到着後 はい □ いいえ □		"はい"の場合は、手配の内容をご記入ください					
MEDA15		その他、特別な食事、機内サービス等、特に留意すべき点はありますか？	いいえ □	はい □	"はい"の場合は、詳細をご記入ください<注3>					
MEDA16		その他、手配されたことがありましたらご記入ください。								

お客さま（患者）の現在の状態について、検査所見と治療状況を含め詳述をお願いいたします。

上記のとおり診断します。

発行年月日　　　　　　　　　医療機関名　　　　　　　　　医師名（ご署名）

(Ver. July 11)

図 1-70　航空会社に提出する診断書の例（文献47より引用）

(2)自動車による旅行

・静脈血栓症の予防に努める（1日6時間以内の乗車とし，
2時間ごとに少なくとも10分歩行する）．

・シートベルトの着用（**図1-71，72**）

(3)温泉（**表1-63**）

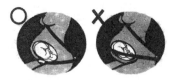

シートベルトはお腹の赤ちゃんを圧迫しないように着けなければ
ならない．図右のような着用法は子宮にも赤ちゃんにも危険であ
る．図左のように，肩からベルトは両方の胸を通し，腰のベルト
は恥骨の上で固定する．これにより，妊娠子宮を避けてシート
ベルトを着用することができる

図 1-71　正しい妊婦のシートベルト装着法（文献48より引用）

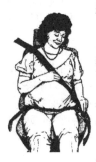

1．常に肩ベルトと腰ベルトの両方を装着する
2．腰ベルトは妊娠子宮の膨らみを足側に避けて，
　腰骨の最も低い位置，すなわち両側の前上腸
　骨棘～恥骨結合前を結ぶ線上に通す
　腰ベルトは妊娠子宮の膨らみを決して横切っ
　てはならない
3．肩ベルトは妊娠子宮の膨らみを頭側を避けて，
　胸骨前すなわち両乳房の間を通って側腹部に
　通す．肩ベルトも，妊娠子宮の膨らみを決し
　て横切らないようにする
　また，頭側にずれて首をこ°することもないよ
　う留意する
4．ベルトが緩むことなく，ぴったりと心地よく
　体にフィットするよう，調整する．必要が
　あれば，ベルトが適切に装着できるよう，座
　席シート自体の位置や傾きを調節する
5．妊娠子宮の膨らみとハンドルの間には若干の
　空間ができるよう，座席シートの位置を前後
　に調節する

図 1-72　妊婦独特のシートベルト装着方法（文献48より引用）

表 1-63 温泉時の注意事項

注意事項	避けたほうがよい状況
40～41℃で10分間が限度 1日2回を限度	単独の入浴(転倒，気分不良時の処置が遅れる) 飲酒直後 冬季の露天風呂 強い硫黄泉(湯舟で気を失うことがあるため) 42℃以上の高温や30℃以下の低温(交感神経が刺激され血圧の上昇を招く) 高温に長時間入ること(深部体温の上昇により胎盤の血液循環に影響する可能性がある)

7. ドメスティックバイオレンス(domestic violence：DV)

(1)DVの種類

①身体的暴力：引っかく，押す，突き飛ばす，投げ飛ばす，強くつかむ，噛み付く，髪を引っ張る，平手打ちをする，殴る，火傷させるなど

②精神的暴力：威嚇，強制，言葉により侮辱する，女性の行動をコントロールする，女性を孤立させる，女性が意に沿わないと無視するなどの行為，または脅しなど

③性的暴力：女性の意思に反して，性的行為を強要すること．見たくないのにポルノビデオやポルノ雑誌を見せる，中絶を強要する，避妊に協力しないことも含む．

(2)DVのスクリーニングと支援　(図1-73)

①支援環境を整える：医療者に対してDVに関する教育的介入，医療者は女性のこれまでの体験や気持ちを尊重し，常に支持的で温かい態度で接する．女性のプライバシーが守られる場所で，かつ夫や他の家族を同席させない．

②DVスクリーニング(図1-74)

(a)DVスクリーニング用具(自己記入，複数回)-「女性の虐待アセスメント尺度(abuse assessment screen：AAS)」，「パートナーの暴力判定

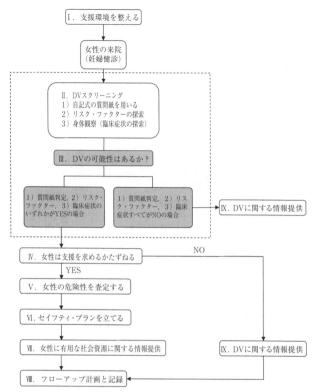

図 1-73　支援のフローチャート（文献49より引用）

尺度（partner violence screen：PVS）」，「女性に
対する暴力スクリーニング尺度（violence against
women screen：VAWS）」
(b) リスクファクター
(c) 臨床症状　（表1-64）
③女性は支援を求めるかたずねる：医療者とDVにつ
いて話し合うこと，支援を求めるかに対する女性の
意思確認を行う．

DVスクリーニング尺度

1. 女性の虐待アセスメント尺度：Abuse Assessment Screen（AAS）

1. 過去1年において，あなたは，殴られたり，たたかれたり，けられたり，そのほかに
   身体的な暴力を受けたことはありますか？　　　　　　　　　　　はい□　いいえ□
   もしあったら，それは誰からですか？
   何回くらいありましたか？

2. 妊娠してから，あなたは，殴られたり，平手打ちされたり，けられたり，そのほかに
   身体的な暴力を受けたことはありますか？　　　　　　　　　　　はい□　いいえ□
   もしあったら，それは誰からですか？
   何回くらいありましたか？

   身体の図の中に，暴力を受けた場所を示してください．以下の分類に従って，受けた
   暴力の状態に対応する点数を記入してください

   1 ＝凶器を使うなどして脅される　点数
   2 ＝たたかれる，押される，けがはない，または痛みが続く
   3 ＝殴る，ける，青あざや切傷，または痛みが続く
   4 ＝殴打される，重症の打撲，火傷，骨折
   5 ＝頭部損傷，内部損傷，永久的損傷
   6 ＝凶器の使用，凶器による外傷

   同じ場所に複数の暴力があった場合は，より大きい数字で示される状態のほうを記入
   してください

3. 過去1年において，あなたは，性的な行為を強要されたことはありますか？
   　　　　　　　　　　　　　　　　　　　　　　　　　　　　　　はい□　いいえ□
   もしあったら，それは誰からですか？
   何回くらいありましたか？

2. パートナーの暴力判定尺度：Partner Violence Screen（PVS）

1. 過去1年において，あなたは，殴られたり，けられたり，そのほかに身体的な暴力を
   受けたことはありますか？　　　　　　　　　　　　　　　　　　はい□　いいえ□
   もしあったら，それは誰からですか？

2. あなたは，現在のパートナーとの関係性の中で，安心が得られていますか？
   　　　　　　　　　　　　　　　　　　　　　　　　　　　　　　はい□　いいえ□

3. あなたに危険を感じさせる身近な男性はいますか？　　　　　　　はい□　いいえ□

（次頁につづく）

図 1-74 DVスクリーニング尺度（文献49より引用）

---

3. 女性に対する暴力スクリーニング尺度：Violence Against Women Screen（VAWS）

No	項目	よくある	たまにある	まったくない
1	あなたとパートナーの間でもめごとが起こったとき，話し合いで解決するのは難しいですか？			
2	あなたは，パートナーのやることや言うことを怖いと感じることはありますか？			
3	あなたのパートナーは，気に入らないことがあるとあなたを大きな声で怒鳴ったりすることがありますか？			
4	あなたのパートナーは，気に入らないことがあると怒って壁をたたいたり，物を投げたりすることがありますか？			
5	あなたは，気が進まないのにパートナーから性的な行為を強いられることがありますか？			
6	あなたのパートナーは，あなたをたたく，強く押す，腕をぐいっと引っ張るなど強引にふるまうことがありますか？			
7	あなたのパートナーは，あなたを殴る，けるなどの暴力をふるうことがありますか？			

---

4. 危険性判定尺度：Danger Assessment（DA）

1.	過去1年間で，身体的な暴力の頻度は多くなりましたか？	YES	NO
2.	過去1年間で，身体的な暴力の程度はひどくなりましたか？または，凶器を使われたり，凶器で脅されたことがありますか？	YES	NO
3.	あなたは，パートナーから首を絞められたことはありますか？	YES	NO
4.	あなたの家に，銃はありますか？	YES	NO
5.	あなたのパートナーは，あなたが望まないのに性行為を強要することがありますか？	YES	NO
6.	あなたのパートナーは，薬物（ドラッグ）を使っていますか？	YES	NO
7.	あなたのパートナーは，あなたを殺すぞと脅したり，実際にあなたを殺そうとしたことがありますか？	YES	NO
8.	あなたのパートナーは，ほぼ毎日飲んで酔っ払っていますか？	YES	NO
9.	あなたのパートナーは，あなたの日常生活のすべてをコントロールしていますか？例えば，あなたの友人関係や，買い物で使ってよいお金，また車の使用など．（パートナーがそうしようとしても，従っていない場合はここに印をつける＿）	YES	NO
10.	あなたが妊娠しているときに，殴打されたことがありますか？（妊娠したことがない場合はここに印をつける＿）	YES	NO
11.	あなたのパートナーは，常に異常なほど嫉妬深いですか？	YES	NO
12.	あなたは，自殺したいと思ったこと，または自殺しようとしたことがありますか？	YES	NO
13.	あなたのパートナーは，自殺すると脅したり，または自殺しようとしたことがありますか？	YES	NO
14.	あなたのパートナーは，自宅外でも暴力的になることがありますか？	YES	NO

YESの合計数

※DAについては，2003年改訂版が出されている．

表 1-64 リスクファクターと臨床症状

リスクファクター
・パートナーのアルコール中毒・パートナーの薬物中毒 ・パートナーの失業・経産婦

臨床症状	
推奨度A	・複数回の流産または中絶の経験のある妊婦 ・低出生体重児を出産した場合
推奨度B	・胎児ジストレス(non-reassuring fetal status)および胎児死亡 ・外傷後ストレス障害(PTSD),情緒的抑うつ状態
推奨度C	・妊婦健診受診時期が遅れている場合 ・特に頭部・頸部・顔面の外傷 ・妊娠中の体重増加異常(過剰または過少な増加) ・性交への恐れや性欲障害 ・過去のDV被害経験

推奨度A	必ず行うべきである(有効性を示す強い根拠がある.臨床上の有用性が明らかである)
B	通常行われるべきである(有効性を示す根拠はまずまずである.臨床上の有用性はわずかである)
C	オプションとして考える(有効性を示す根拠は不十分である.臨床上の害は効果を上回らない)
D	通常行われるべきでない(有効性を示す根拠は不十分である.臨床上の害が効果を上回る)
E	絶対行うべきではない(有効性を否定する根拠または害を示す根拠がある)

(文献49を参考にして作成)

④女性の危険性を査定：DV被害女性の危険性の評価-「危険性判定尺度(danger assessment：DA)」

⑤セイフティ・プランを立てる：女性の意思確認後，警察／相談支援センターへの通報，女性の安全を確保するための，セイフティ・プランを立てる．

　(a)公共の相談機関：配偶者暴力相談支援センター，婦人相談所，女性センター，児童相談所，警察

　(b)民間の相談機関：シェルター・相談機関

⑥女性に有用な社会資源に関する情報提供：支援に

関する情報提供と女性が社会資源を有効に利用するための支援

⑦フォローアップ計画と記録：妊娠期，育児期を通して長期のフォローアップ，女性の了承を得て記録する．記録の保管に関しては，慎重に取り扱い，本人以外には開示しない．加害者や家族への開示はいかなる場合も行わない．なお，これらの記録の管理については，関係医療者へ十分周知しておく．

⑧注意点：情報提供は，女性および援助者に危険が及ばないように，加害者に見つからないように注意するなど

❷ 健康逸脱徴候のアセスメント

1. 妊娠リスクスコア自己評価表（図1-75-①, ②）

初期妊娠リスク自己評価表（A）

（妊娠がわかったときに確かめましょう）

1. あなたがお産をするときの年齢は何歳ですか？
   16-34歳：0点, 35-39歳：1点, 15歳以下：1点, 40歳以上：5点 ☐点
2. これまでにお産をしたことがありますか？
   はい☐：0点　いいえ☐初めての分娩です：1点 ☐点
3. 身長は150cm以上ですか？
   はい☐：0点, いいえ☐150cm未満です：1点 ☐点
4. 妊娠前の体重は何kgですか？
   65kg未満：0点, 65-79kg：1点, 80-99kg：2点, 100kg以上：5点 ☐点
5. タバコを1日20本以上吸いますか？
   いいえ☐：0点, はい☐：1点 ☐点
6. 毎日お酒を飲みますか？
   いいえ☐：0点, はい☐：1点 ☐点
7. 向精神薬を使用していますか？
   いいえ☐：0点, はい☐：2点 ☐点
8. これまでに下記事項にあてはまればチェックしてください
   （　）高血圧があるが薬は使用していない, （　）先天性股関節脱臼,
   （　）子宮がん検診での異常（クラスⅢb以上）があるといわれた, （　）肝炎,
   （　）心臓病があるが, 激しい運動をしなければ問題ない,
   （　）甲状腺疾患があるが症状はない, （　）糖尿病があるが薬は服用も
   注射もしていない,
   （　）風疹の抗体がない　　　　　　　＊チェック数×1点＝☐点
9. これまでに下記事項にあてはまればチェックしてください
   （　）甲状腺疾患があり管理不良, （　）SLE, （　）慢性腎炎, （　）精神
   神経疾患,
   （　）気管支喘息, （　）血液疾患, （　）てんかん, （　）Rh陰性
   　　　　　　　　　　　　　　　　　＊チェック数×2点＝☐点
10. これまでに下記事項にあてはまればチェックしてください
   （　）高血圧で薬を服用している, （　）心臓病があり, 少しの運動でも
   苦しい,
   （　）糖尿病でインスリンを注射している, （　）抗リン脂質抗体症候群
   といわれた,
   （　）HIV陽性　　　　　　　　　　　＊チェック数×5点＝☐点

（次頁につづく）

図 1-75-① 初期妊娠リスク自己評価表（A）

11. これまでに下記事項にあてはまればチェックしてください
    （　）子宮筋腫，（　）子宮腟部の円錐切除術後
    前回妊娠時に　（　）妊娠高血圧症候群軽症（血圧が140/90以上160/110
    未満），
    （　）産後出血多量（500mL以上），（　）巨大児（4kg以上）
    　　　　　　　　　　　　　　　　　　＊チェック数×1点＝□点
12. これまでに下記事項にあてはまればチェックしてください
    （　）巨大子宮筋腫，（　）子宮手術後，（　）2回以上の自然流産，
    （　）帝王切開，（　）早産，（　）死産，（　）新生児死亡，（　）児の大き
    な奇形，
    （　）2500 g未満の児の出産　　　　　＊チェック数×2点＝□点
13. これまでに下記事項にあてはまればチェックしてください
    前回妊娠が（　）妊娠高血圧症候群重症（血圧が100/110以上），
    （　）常位胎盤早期剥離　　　　　　　＊チェック数×5点＝□点
14. 今回不妊治療は受けましたか？
    いいえ□：0点，排卵誘発剤の注射：1点，体外受精：2点　　□点
15. 今回の妊娠は
    予定日不明妊娠：1点，減数手術を受けた：1点，長期不妊治療後の
    妊娠：2点　　　　　　　　　　　　　　　　　　　　　　□点
16. 今回の妊婦健診について
    28週以後の初診：1点，分娩時が初診：2点　　　　　　　□点
17. 赤ちゃんに染色体異常があるといわれていますか？
    いわれていない：0点，疑いがある：1点，異常が確定している：2
    点　　　　　　　　　　　　　　　　　　　　　　　　　□点
18. 妊娠初期検査で異常があるといわれていますか？
    B型肝炎陽性：1点，
    性感染症（梅毒，淋病，外陰ヘルペス，クラミジア）の治療中：2点
    　　　　　　　　　　　　　　　　　　　　　　　　　　□点

＜1～18の点数を合計してみてください＞
0～1点：現在のところ大きな問題はなく心配はいりません
2～3点：ハイリスク妊娠に対応可能な病院と密接に連携している施設
　　　　での妊婦健診，分娩を考慮してください
4点以上：ハイリスク妊娠に対応可能な病院での妊婦健診，分娩を考慮
　　　　してください

　＊医学的に不明な点や，適切な医療機関の情報等については
　　主治医にお尋ねください

（文献50より引用）

後半期妊娠リスク自己評価表(B)

(妊娠20〜36週に再度チェックしましょう)

1．妊婦健診は定期的に受けていましたか？
　　受けていた：0点，妊娠健診は2回以下であった：1点　　　□点
2．Rh血液型不適合があった方にお聞きします
　　抗体は上昇しなかったといわれた：0点，
　　抗体は上昇し赤ちゃんへの影響が考えられるといわれた：5点　□点
3．多胎の方にお聞きします
　　2卵性双胎：1点，赤ちゃんの体重差が25%以上ある2卵性双胎：2点，
　　1卵性双胎あるいは3胎以上の多胎：5点　　　　　　　　　　□点
4．妊娠糖尿病といわれている方にお聞きします
　　食事療法だけでよい：1点，インスリン注射を必要とする：5点　□点
5．妊娠中に出血はありましたか？
　　なし：0点，20週未満にあった：1点，20週以後にあった：2点　□点
6．破水あるいは切迫早産で入院しましたか？
　　なし：0点，34週以後にあった：1点，33週以前にあった：2点　□点
7．妊娠高血圧症候群(妊娠中毒症)といわれましたか？
　　なし：0点，軽症(血圧が140/90以上160/110未満)：1点，
　　重症(血圧が160/110以上)：5点　　　　　　　　　　　　　□点
8．羊水量に異常があるといわれましたか？
　　なし：0点，羊水過少：2点，羊水過多：5点　　　　　　　　□点
9．胎盤の位置に異常があるといわれましたか？
　　なし：0点，低位胎盤：1点，前置胎盤：2点，前回帝切で前置胎
　　盤：5点　　　　　　　　　　　　　　　　　　　　　　　　□点
10．赤ちゃんの大きさに異常があるといわれましたか？
　　なし：0点，異常に大きい：1点，異常に小さい：2点　　　　□点
11．赤ちゃんの位置に異常があるといわれましたか(妊娠36週以降)？
　　なし：0点，初産で下がってこない：1点，逆子あるいは横位：2点
　　　　　　　　　　　　　　　　　　　　　　　　　　　　　□点

＜1〜11の点数を合計してみてください＞
0〜1点：現在のところ大きな問題はなく心配はいりません
2〜3点：ハイリスク妊娠に対応可能な病院と密接に連携している施設
　　　　での妊婦健診，分娩を考慮してください
4点以上：ハイリスク妊娠に対応可能な病院での妊婦健診，分娩を考慮
　　　　してください

　＊医学的に不明な点や，適切な医療機関の情報等については
　　主治医にお尋ねください

（文献50より引用）

図 1-75-②　後半期妊娠リスク自己評価表(B)

2. 妊婦の健康逸脱

(1) 貧血

妊婦にみられる貧血を総称して妊娠貧血と呼ぶ.

① 貧血の分類と対策 (**表1-65**)

(2) 妊娠悪阻 (**図1-76**)

妊娠嘔吐：妊娠5週ごろより発症し，妊娠8〜12週がピーク，妊娠16週ごろに自然治癒する.

妊娠悪阻：妊娠嘔吐の症状が悪化し，栄養障害，体重減少のほか種々の症状を呈し治療を必要とする状態になった場合

・妊娠悪阻診断のための項目 (**表1-66〜68**)

・妊娠中に嘔吐をきたす疾患 (**表1-69, 70**)

表 1-65　貧血の分類と対策

検　査　値		診　断	対　策
Hb = 13.0 g/dL 以上		血液の希釈化が障害された病的な状態	妊娠高血圧症候群や子宮内胎児発育遅延の発生に注意
Hb = 11.0〜12.9 g/dL	MCVが正常	正常な妊婦	
Hb = 11.0 g/dL 以上	MCV = 80 μm^{3}未満	鉄欠乏性貧血，血液希釈障害が混在	内科的な精査
Hb = 9.0〜11.0 g/dL	MCVが正常	血液希釈による生理的な状態，潜在性の鉄欠乏状態が含まれる	食事指導
Hb = 9.0 g/dL 未満	MCV = 80 μm^{3}未満	鉄欠乏性貧血	鉄剤投与による積極的治療
	MCVが正常	再生不良性貧血，巨赤血芽球性貧血の混在	内科的な精査
	MCV = 101 μm^{3}以上	巨赤血芽球性貧血，再生不良性貧血など	内科的な精査

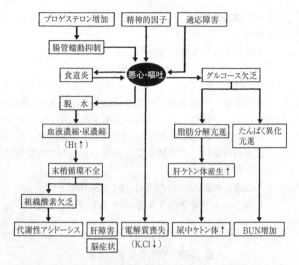

図 1-76 妊娠悪阻の病態(文献51より引用)

表 1-66 妊娠悪阻診断のための項目

1. 視診:口唇,粘膜の乾燥,皮膚のツルゴール(turgor)	
2. バイタル:頻脈,発熱,体重減少(5%以下),低血圧	
3. 血液検査	
血算	Ht 38%以上
電解質	Na, K, Cl
肝機能	GOT, GPT
血糖	
腎機能	BUN, Cre
血中ビタミンB₁値	VB₁ 20 mg/mL以下
甲状腺機能	freeT₃, freeT₄, TSH
4. 尿検査	
ケトン体	
尿量,尿比量	

(文献52より引用)

表 1-67　妊娠悪阻の分類

分類	症　状	臨床検査値
第1期	食後あるいは食事とは関係なしに嘔吐をきたすもので，はなはだしい場合には胆汁・血液なども嘔吐する．しかし，一般状態はまださほど侵されていない	●尿 尿比重↑ アセトン，たんぱく，糖の出現 ●血液 Hb，Ht↑ Na，K，Cl↓ たんぱく↓
第2期	るい瘦がはなはだしく，脈拍も微弱かつ頻数となり，食物・飲料はいずれも摂取し得ず，嘔吐は頻回に起こり，口臭を発し，舌は乾燥，ときに横疸を起こす．体温は下降し，ついには発熱する	●尿 尿量↓ ウロビリノーゲン↓ ●血液
第3期	脈拍はますます細少となり，脳症状を呈し，無尿状態となり，体温は再び下降し，嘔吐は少なくなる．反射力も低下してくる 第3期の症状は死亡前の姿であって，嘔吐回数が減少してきてほかの一般症状が不良なことは，はなはだしい危険信号である なお，悪阻の際に最終的症状として出現する脳症状には，意識混濁，昏睡，無欲状態，運動性不安，せん妄，痙攣などが挙げられる	BUN↑ クレアチニン↑ ビリルビン↑ GOT，GPT↑ ●その他 PSP↓ クレアチニンクリアランス↓

（文献13より引用）

表 1-68　妊娠悪阻と臨床検査値

	検査内容（単位）	妊婦標準値	脱水による変化 （警戒値）
血液	Hb　　　　（g/dL）	10〜14	↑
	Ht　　　　　（%）	32〜42	↑
	尿素窒素：BUN （mg/dL）	10〜20	↑（15）
	血清クレアチニン （mg/dL）	0.5〜1.0	↑（0.8）
	血清たんぱく（g/dL）	5.5〜7.5	↓
	Na　　　（mEq/L）	132〜140	↓
	K　　　　（mEq/L）	3.5〜4.5	↓
	Cl　　　（mEq/L）	90〜105	↓
	GOT　　　（IU/L）	10〜40	↑
	GPT　　　（IU/L）	5〜35	↑
尿	尿量　　（mL/day）	1500	↓（500）
	尿比重	1.015〜1.025	↑（1.030以上）
	アセトン体（mg/day）	0.2〜2	↑
	たんぱく（mg/day）	3〜6	↑
	ウロビリノーゲン （mg/day）	4	↑（2〜3 mg/ dL以上）
その他	クレアチニン クリアランス （mL/min/1.73 m^2）	100〜195	↓
	PSP　　　　（%）	25%以上（15 min値）	↓

（文献53より引用）

表 1-69　妊娠中に嘔吐をきたす疾患

1．消化器疾患
　　　胃腸炎，逆流性食道炎，アカラシア，胆道疾患，肝炎，
　　　消化管狭窄，消化性潰瘍，イレウス，膵炎，虫垂炎
2．泌尿生殖器疾患
　　　腎盂腎炎，尿毒症，卵巣茎捻転，尿路結石，変性子宮筋腫
3．代謝性疾患
　　　糖尿病性ケトアシドーシス，ポルフィリン症，アジソン
　　　病，甲状腺機能亢進症
4．神経精神疾患
　　　偽脳腫瘍，くも膜下出血，前庭疾患，片頭痛，ヒステリー
5．その他
　　　薬物中毒や依存
6．妊娠に関連するもの
　　　急性妊娠脂肪肝，妊娠高血圧腎症，HELLP症候群

（文献53より引用改変）

表 1-70　Emesis index

症　状	点　数			
	0	1	2	3
悪　　　心	なし	1日　1〜4回	1日　5〜10回	常にある
嘔　　　吐	なし	1日　1〜2回	1日　2〜3回	1日に4回以上
食欲不振	なし	半分くらい食べられた	6〜3割	2割以上ほとんどだめ
唾液分泌	なし	軽く増えた	多いが辛抱できる範囲	大変多くて苦しい
口　　　渇	なし	軽く増えた	多いが辛抱できる範囲	大変多くて苦しい

治療前合計点による程度分類
15〜11……重症，10〜6……中等度，5〜4……軽症.

（文献54より引用）

⑶流産(**表1-71，72**)

　　流産：妊娠22週未満の妊娠中絶，早期流産(妊娠12週
　未満)と後期流産(妊娠12週以降22週未満)，妊娠週数
　が不明なものは，胎児の体重が500 g未満で中絶され
　たものを流産とする．

〈観察項目〉
① 月経と出血状態
② 悪阻の有無と発病状態

表 1-71　流産の分類

切迫流産	下腹部の緊満感，あるいは軽度の陣痛様下腹部痛とともに少量の性器出血をみるが，頸管の開大は認められず，卵膜も破綻していない状態
進行流産	上述の切迫流産が進行したもので，陣痛様下腹部痛，出血も増し，頸管も開大して妊卵の一部または全部が子宮壁から剥離した状態
完全流産	妊娠子宮の内容が完全に排出された状態で，出血，疼痛はほとんど消失し，子宮も縮小している
不完全流産	卵膜が破綻し，妊卵の一部がすでに子宮外に排泄され，付属物がなお部分的に子宮内に残留している状態
稽留流産	妊卵，胎芽が，すでに子宮内で死亡しているにもかかわらず，長時間にわたって無症状に子宮外に排出されずにいる状態
遷延流産	流産の徴候が現れた後，妊卵の排出が遅延して数週に至る場合で，少量の出血が長く続く状態をいう．この場合には，妊卵は血状奇胎，肉状奇胎，石状奇胎，血腫奇胎のような形をとる
頸管流産	すでに妊卵が子宮壁より剥離しながら，外子宮口の拡大不十分のため，頸管内に一時とどまる状態
感染流産(有熱)	流産が上行性子宮内感染を併発したもので，起因菌が化膿菌であるときは敗血性流産，腐敗菌によるものは腐敗性流産とも呼ばれる
習慣性流産	同一女性が3回以上連続して自然流産を繰り返した場合をいう

表 1-72　流産予後判定スコア

項目 \ スコア	0	1	2	3
出血　量および色　初発時期　持続性	なし	少量 （褐色，点状） 妊娠8〜12週 持続	少量 （赤色）	中等量以上
子宮　大きさ　硬度　外子宮口の開大	適大 軟	大 やや軟，一部硬 1cm以内 の開大	小 硬 1cm以上 の開大	
下腹部痛	なし	あり		
既往妊娠歴		自然流産 2回以上		

◎流産の予後の判定（合計点）

　　3点以下，特に2点以下……予後良好
　　4点…………………………流産の可能性は約50%
　　6点…………………………流産の可能性は約80%
　　9点以上……………………妊娠継続の可能性なし

（文献55より引用）

③疼痛の有無と程度

　子宮外妊娠の中絶・卵巣腫瘍茎捻転（表1-73）

④全身症状

⑤既往妊娠・分娩歴

⑥既往歴・合併症

⑦妊娠反応

　(a)LAR（感度1,000 IU/L）試薬で8倍希釈が陽性であれば，尿中hCG排泄（＋）

　(b)EIA（感度50 IU/L）試薬は，LAR（−）もしくは妊娠3〜6週のとき現尿で調べる．現尿で陽性のとき，倍数希釈尿で陽性の上限をみていく．

　(c)HAR（感度5 IU/L）試薬は，現尿でEIA（−）のとき，倍数の希釈尿で陽性の上限をみていく．

表 1-73 卵管妊娠中絶時の症状

症　状	定型的(卵管破裂時や週数の進んだ症例)	非定型(卵管流産時や初期例)
下腹部痛	罹患側に激痛. 下腹部全体にわたることも多い	罹患側に軽度～中等度の疼痛
腹膜刺激症状	(＋＋)～(＋＋＋) 急性腹症を呈する	(±)～(＋)～(＋＋)
性器出血	(±)～(＋) 暗赤色断続的	(±)～(＋) 暗赤色断続的
直腸圧迫症状	(＋＋)～(＋＋＋) 当初より強いことが多い	(±)～(＋)
急性貧血症状	(＋＋)～(＋＋＋)	(±)～(＋)～(＋＋)
全身状態	不良, ショック, プレショック状態	軽度～中等度障害が多い
発　熱	(－)～(±)～(＋)	(±)～(＋)～(＋＋)
その他	下腹部膨満 急性腹症(＋)	ときに下腹部膨満あり

(文献55より引用)

⑧超音波診断
　(a)胎嚢(gestational sac：GS)の状態
　(b)胎盤の位置, 大きさ
　(c)echo free spaceの有無
　(d)胎児の状態(BPD, CRL)
　(e)奇形の有無
　(f)卵黄嚢(yolk sac：YS)の有無
⑨内診：子宮口の開大の有無, 子宮体の大きさ, 形状, 子宮頸管ポリープなどの器質的な病変の有無
⑩経腟超音波断層法
⑪ダグラス窩試験穿刺
〈胎芽死亡の診断基準〉
①胎嚢の不明瞭化変形
②胎嚢増大の停止(1 mm/day↑)

③妊娠8週以降FHB（－），FM（胎動）（－）

④過小胎嚢

⑤胎嚢の低位

(4)切迫早産

①早産の定義：妊娠22週以降から妊娠37週未満までの期間における分娩（日本産科婦人科学会），妊娠37週未満をpre-term（下限を規定せず）（WHO）

②早産の分類

(a)自然早産：陣痛の発来や子宮頸管の熟化を主徴候とする，または前期破水を主な原因とする．

(b)人工早産：正期分娩の開始以前に，母体疾患や胎児のための医学的適応により，人工的に分娩させること．前置胎盤，胎盤早期剥離，胎児仮死など

(c)切迫早産（**表1-74**）：妊娠22週以降37週未満に下腹痛，性器出血，破水などの症状に加えて，規則的な子宮収縮があり，内診では，子宮口開大，子宮頸管の展退などが認められ，早産の危険性が高いと考えられる状態

(d)習慣早産：連続3回以上の自然早産の繰り返し

③早産指数（**表1-75**）

④早産スクリーニング

(a)腟鏡診：分泌物の性状，腟炎，頸管炎，破水の有無を確認

(b)分泌物細菌培養（細菌性腟症）

(c)絨毛膜羊膜炎（娩出後の病理検査により診断）：38℃以上の発熱と以下の4項目；母体頻脈（100bpm以上），子宮の圧痛，白血球増加（15,000/μL以上），腟分泌物の悪臭のうち，少なくとも1つ以上，発熱がない場合は4項目すべてが揃っている場合

(d)経腟超音波検査：頸管観察により形態変化と頸

表 1-74　切迫早産(早期の陣痛発来か，または早期に子宮頸管が熟化した状態)

(1)早期に陣痛が発来
生理的収縮：10回/24 hr
Alvarez収縮(非協調性収縮)
Braxton-Hicks収縮(やや協調性収縮)
病的収縮：3回/1 hr(妊娠30週まで)
5回/1 hr(妊娠30週以降)
(2)早期に頸管が熟化
頸管の長さ
頸管の硬さ
子宮口の開大

(文献56より引用)

表 1-75　早産指数(tocolysis index)

症　状	0	1	2	3	4
子宮収縮	無	不規則	規則	–	–
破水の有無	無	–	高位破水	–	低位破水
出血の有無	無	有	–	–	–
子宮口開大	無	1 cm	2 cm	3 cm	4 cm

5点：ほとんどが早産となる可能性大，2点以上：入院加療が必要.

(文献56より引用)

　　　管長を測定する．頸管長25 mm未満は早産リスクが高く，入院管理を要する.

　　　(e)胎児心拍数図：子宮収縮の回数，強さ

　　　(f)早産の予知マーカー：顆粒球エラスターゼ(頸管熟化の指標)，胎児癌性フィブロネクチン

　(5)妊娠高血圧症候群(hypertensive disorders of pregnancy：HDP)

　　①定義：妊娠時に高血圧を認めた場合

　　②病型分類と症候による亜分類(**表1-76**)

　　③ハイリスク要因

　　　初産婦，HDPや子癇の家族歴を有する妊婦，高齢

妊婦，若年妊婦，肥満妊婦，若年妊婦，多胎妊娠，
糖尿病合併妊娠，本態性高血圧合併妊娠，慢性腎炎
合併妊娠，感染症（尿，歯周病）

④検査項目（**表1-77**）

⑤管理（**表1-78-**①，②）

表1-76　妊娠高血圧症候群の病型分類と亜分類

妊娠高血圧腎症 preeclampsia（PE）	1）妊娠20週以降に初めて高血圧を発症し，かつ，たんぱく尿を伴うもので，分娩12週までに正常に復する場合 2）妊娠20週以降に初めて発症した高血圧に，たんぱく尿を認めなくても以下のいずれかを認める場合で，分娩12週までに正常に復する場合 　ⅰ）基礎疾患のない肝機能障害〔肝酵素上昇（ALTもしくはAST＞40 IU/L），治療に反応せず他の診断がつかない重度の持続する右季肋部もしくは心窩部痛〕 　ⅱ）進行性の腎障害（Cr＞1.0 mg/dL，他の腎疾患は否定） 　ⅲ）脳卒中，神経障害（間代性痙攣・子癇・視野障害・一次性頭痛を除く頭痛など） 　ⅳ）血液凝固障害〔HDPに伴う血小板減少（＜15万/μL）・DIC・溶血〕 3）妊娠20週以降に初めて発症した高血圧に，たんぱく尿を認めなくても子宮胎盤機能不全〔胎児発育不全（FGR）[*1]，臍帯動脈血流波形異常[*2]，死産[*3]〕を伴う場合
妊娠高血圧 gestational hypertension（GH）	妊娠20週以降に初めて高血圧を発症し，分娩12週までに正常に復する場合で，かつ妊娠高血圧腎症の定義に当てはまらないもの
加重型妊娠高血圧腎症 superimposed preeclampsia（SPE）	1）高血圧が妊娠前あるいは妊娠20週までに存在し，妊娠20週以降にたんぱく尿，もしくは基礎疾患のない肝腎機能障害，脳卒中，神経障害，血液凝固障害のいずれかを伴う場合 2）高血圧とたんぱく尿が妊娠前あるいは妊娠20週までに存在し，妊娠20週以降にいずれか，または両症状が増悪する場合

（次頁につづく）

	3)たんぱく尿のみを呈する腎疾患が妊娠前あるいは妊娠20週までに存在し，妊娠20週以降に高血圧が発症する場合 4)高血圧が妊娠前あるいは妊娠20週までに存在し，妊娠20週以降に子宮胎盤機能不全を伴う場合
高血圧合併妊娠 chronic hyperten-sion（CH）	高血圧が妊娠前あるいは妊娠20週までに存在し，加重型妊娠高血圧腎症を発症していない場合

補足
*1 FGR：fetal growth restrictionの定義は，日本超音波医学会の分類「超音波胎児計測の標準化と日本人の基準値」に従い，胎児推定体重が－1.5SD以下となる場合とする．染色体異常のない，もしくは奇形症候群のないものとする
*2 臍帯動脈血流波形異常：臍帯動脈血管抵抗の異常高値や血流途絶あるいは逆流を認める場合とする
*3 死産：染色体異常のない，もしくは奇形症候群のない死産の場合とする

症候による亜分類

① 重症について
次のいずれかに該当するものを重症と規定する．なお，軽症という用語はハイリスクでない妊娠高血圧症候群と誤解されるため，原則用いない
1. 妊娠高血圧腎症・妊娠高血圧・加重型妊娠高血圧腎症・高血圧合併妊娠において，血圧が次のいずれかに該当する場合
　　収縮期血圧　　　160 mmHg以上の場合
　　拡張期血圧　　　110 mmHg以上の場合
2. 妊娠高血圧腎症・加重型妊娠高血圧腎症において，母体の臓器障害または子宮胎盤機能不全を認める場合
　　・たんぱく尿の多寡による重症分類は行わない

② 発症時期による病型分類
妊娠34週未満に発症するものは，早発型（early onset type：EO）
妊娠34週以降に発症するものは，遅発型（late onset type：LO）
※ わが国では妊娠32週で区別すべきとの意見もある

（文献57を参考にして作成）

表 1-77　妊娠高血圧症候群の検査

母体側検査

1. 一般検査	血圧，脈拍，一般採血，胸部X線検査
2. 腎機能	尿量，尿たんぱく定量，総たんぱく，アルブミン，尿酸，Na, K, Cl, BUN，クレアチニン，24時間クレアチニンクリアランスなど
3. 肝機能	GOT, GPT, LDH，総ビリルビン値
脂質代謝系	総コレステロール，コレステロール分画，トリグリセリド
4. 凝固線溶系	APTT, PT, Fibrinogen, FDP, d-dimer, AT Ⅱ, TAT, PICなど
5. 眼底検査	

胎児側検査

1. 胎児心拍数図	
2. 超音波検査	胎児発育，羊水量(AFI)，Biophysical profiling score 子宮胎児胎盤血流測定(臍帯動脈，中大脳動脈，子宮動脈など)
3. 生化学検査	血中hPL，尿中E$_3$

（文献58より引用）

表 1-78-①　妊娠高血圧症候群の生活指導および栄養指導指針

1. 生活指導
　・安静
　・ストレスを避ける
　　〔予防には軽度の運動，規則正しい生活が勧められる〕
2. 栄養指導(食事指導)
　　a)エネルギー摂取(総カロリー)
　　　　非妊時BMI　24以下の妊婦：
　　　　30 kcal×理想体重(kg) + 200 kcal/day
　　　　非妊時BMI　24以上の妊婦：
　　　　30 kcal×理想体重(kg) /day
　　　　〔予防には妊娠中の適切な体重増加が勧められる〕
　　　　BMI(body mass index) = 体重(kg) /身長(m)^2
　　　　BMI<18では10〜12 kg増
　　　　BMI 18〜24では7〜10 kg増
　　　　BMI>24では5〜7 kg増

（次頁につづく）

b)塩分摂取

　7〜8 g/dayに制限する(極端な塩分制限は勧められない).

　〔予防には10 g/day以下が勧められる〕

c)水分摂取

　1日尿量500 mL以下や肺水腫では前日尿量に500 mLを加える程度に制限するが，それ以外は制限しない

　口渇を感じない程度の摂取が望ましい

d)たんぱく質摂取量

　理想体重×1.0 g/day

　〔予防には理想体重×1.2〜1.4 g/dayが望ましい〕

e)動物性脂肪と糖質は制限し，高ビタミン食とすることが望ましい

　〔予防には食事摂取カルシウム(1日900 mg)に加え，1〜2 g/dayのカルシウム摂取が有効との報告もある．また，海藻中のカリウムや魚油，肝油(不飽和脂肪酸)マグネシウムを多く含む食品に高血圧予防効果があるとの報告もある〕

注)重症，軽症とも基本的には同じ指導で差し支えない．混合型ではその基礎疾患の病態に応じた内容に変更することが勧められる．　　　　　　　　　　　　　　　　(文献58より引用)

表1-78-② 妊娠高血圧症候群症例で妊娠週数に関係なく
妊娠終結を考慮する要件

母体要件	
1	治療に抵抗する高血圧 （降圧薬を投与してもsBP≧160 mmHg and/or dBP≧110 mmHg）
2	血小板減少(10万/mm³未満) 凝固系以上(6～12時間で急激に増悪する場合)
3	肝機能障害(基準値の2倍以上)
4	持続する右季肋部痛，心窩部痛
5	HELLP症候群
6	進行する腎機能障害(ほかに腎疾患が存在しない場合，Cr≧1.1 mg/dLまたは2倍以上の高値)
7	肺水腫
8	高度な胸水貯留，高度な腹水貯留，漿液性網膜剥離
9	中枢神経障害(子癇，脳卒中)または視覚異常(皮質盲)
10	高度な頭痛，切迫子癇
11	胎盤早期剥離
12	重症高血圧を伴う妊娠高血圧症候群重症症例の妊娠34週以降
胎児要件	
1	胎児胎盤機能不全 non-reassuring fetal status(NRFS) 臍帯動脈血流異常(逆流，持続する拡張期血流の途絶は厳重管理) 高度子宮内胎児発育不全，胎児発育または胎児頭位発育の停止(2週間以上) 羊水過少(AFI≦5.0 cm，最大pocket≦2.0 cm)

Cr：クレアチニン，NRFS：胎児機能不全，AFI：amniotic flu-
id index(羊水インデックス).　　　　　　　(文献59より引用)

⑥HELLP症候群（**表1-79**）

妊産褥婦が溶血（Hemolysis），肝酵素上昇（Elevated Liver enzymes），血小板減少（Low Platelet）をきたす疾患で，妊娠高血圧症候群の関連疾患の1つ.

表 1-79　HELLP症候群と鑑別を要する疾患

1）症状（腹部症状：上腹部痛，悪心・嘔吐）の面から
急性腹症：急性虫垂炎，急性胆囊炎，腎・尿管結石
胃・十二指腸潰瘍，急性膵炎，腎盂腎炎
2）検査所見：溶血の面から
自己免疫性溶血性貧血
原発性（特発性）
症候性：血液疾患，自己免疫疾患，感染
全身性エリテマトーデス
薬剤性溶血
溶血性貧血
溶血性尿毒症症候群（hemolytic uremic syndrome：HUS）
3）検査所見：肝酵素上昇の面から
急性妊娠性脂肪肝（肝機能障害がより強いとされる）
胆道疾患
ウィルス性肝炎
薬剤性肝障害
4）検査所見：血小板減少の面から
特発性血小板減少性紫斑病（idiopathic thrombocytopenic purpura：ITP）
血栓性血小板減少性紫斑病（thrombotic thrombocytopenic purpura：TTP）
全身性エリテマトーデス
抗リン脂質抗体症候群
敗血症

（文献60より引用）

⑦ 子癇(**表1-80, 81**)

・妊娠20週以降に初めて痙攣発作を起こし，てんかん
や二次性痙攣が否定されるもの，痙攣発作の起こっ
た時期により，妊娠子癇・分娩子癇・産褥子癇と称
する(日本産科婦人科学会，2013).

・子癇の鑑別診断(**表1-82**)

(6)妊娠後期から分娩時にかけての異常出血(**表1-83〜
85**)

(7)前期破水(premature rupture of membranes：PROM)
分娩開始以前に卵膜の破綻をきたしたもの

① 破水の診断法(p.68参照)

② preterm PROM：妊娠37週未満に発生(**表1-86**)

表 1-80 子癇の前駆症状と主な原因

前駆症状	主な原因と誘因
脳症状(頭痛，不安，不穏感)	妊娠高血圧症候群
眼症状(眼華閃発，眩暈，弱視)	音
胃腸症状(心窩部痛，悪心・嘔吐)	光
急激な血圧上昇	疼痛
顔面浮腫，たんぱく尿	分娩疲労
	寒冷刺激(特に冬季)など

表 1-81 子癇の時期と主な症状

時　　期	持続時間	症　　状
第1期：誘導期／チック期	10〜20秒	意識消失，顔面蒼白，瞳孔散大，眼球上転，凝視，眼瞼痙攣，顔面痙攣(チック様痙攣)
第2期：強直性痙攣期	10秒	こぶしを握り腕を曲げる，足指を曲げる，後弓反射，呼吸一時停止，顔面紅潮
第3期：間代性痙攣期	1〜2分	口・眼の痙攣性開閉運動，口角より泡，四肢を振り動かし全身を振動，呼吸停止，顔面チアノーゼ，脈拍頻細
第4期：昏睡期	数十分〜数時間	筋弛緩(痙攣→昏睡)，高いいびき，呼吸・脈拍の正常化，チアノーゼ改善，顔貌は表情なし→軽症では意識回復，重症では発作の反復，覚醒せず

表 1-82　子癇の鑑別診断

	発作の既往	痙攣発作	昏睡	妊娠中毒症の症状	その他
妊娠子癇	(±)	強直性→間代性反復する	(+)	たんぱく尿(+) 高血圧(+) 浮腫(+)	眼底：乳頭浮腫，出血
尿毒症	(−)	(−)	(+)	尿たんぱく(+) 尿糖(+) 浮腫(+) たんぱく尿性網膜炎	乏尿 血中残余窒素↑ 血中尿素↑，クレアチニン 呼気アンモニア臭
てんかん	(+)	強直性痙攣→間代性痙攣反復せず	発作後睡眠数10分後に意識明瞭となる	(−)	妊娠との併発稀，瞳孔散大，脳波，発作性律動異常
ヒステリー	(+)	不規則	(−)	(−)	妊娠との合併稀，瞳孔は発作にも反射，心因性
脳腫瘍	(±)	(+)	(−)	(−)	頭蓋内圧亢進(頭痛，嘔吐，うっ血，乳頭) 意識障害，精神障害
髄膜炎	(−)	意識障害を伴う痙攣，項部強直，Kering現象	(±)	(−)	瞳孔不同 体温上昇 皮膚の発疹
破傷風	(−)	強直性咬痙(牙関緊急)	(−)		
脳出血	(−)	(−)	(+)	高血圧(+)	髄液血性，頭痛，嘔吐，Babinski陽性 妊娠との合併しばしば

(文献61より引用)

表 1-83　妊娠中期・末期に性器出血をきたす疾患

子宮口からの出血をきたす疾患		子宮腟部，腟壁からの出血をきたす疾患
下腹部痛あり	常位胎盤早期剥離 早産 子宮破裂	子宮腟部びらん 子宮頸管ポリープ 子宮頸部がん
下腹部痛なし	前置胎盤 辺縁静脈洞破裂 前置血管	子宮頸管炎 腟壁外傷

(文献62より引用)

表 1-84　妊娠中期・後期に血性帯下・性器出血をきたす
　　　　　主要な疾患の鑑別診断

疾患名	常位胎盤早期剥離		早産	子宮破裂	前置胎盤	辺縁静脈洞破裂	前置血管
分類	Page分類						
	軽症	中等症〜重症					
	0期〜I期	II期〜III期					
外出血	−〜±	中等量〜大量	少量	−〜中等量	中等量〜大量	少量〜中等量	少量〜中等量 破水とともに出血
内出血	微量〜500 mL以下	500 mL以上	−	微量〜大量	−	−〜±	−
胎盤剥離	90%以下	60〜100%					
下腹痛	−〜中等度	中等度〜激痛	周期的	−〜突発的激痛	−	−〜陣痛発来後に出血する場合もある	−〜陣痛発来後に出血する場合もある
子宮の圧痛・緊張	−〜限局性圧痛	子宮全体	−	限局性圧痛			
胎児ジストレス	−〜±	−/胎児死亡	−	+/胎児死亡	−〜±	−〜±	+/胎児死亡
胎位胎向		触知は困難		子宮外に胎児部分を触知することがある	胎位異常が多い		
凝固障害	−	−〜重症		−〜+	−〜±		
出血性ショック	−〜中等度	中等度〜重症		−〜重症	−〜+		
子宮口	胎胞は緊張		開大が多い		超音波で胎盤あり		超音波で卵膜の中に血管あり

（文献62より引用）

表 1-85　常位胎盤早期剥離の重症度分類（Page分類）

	軽　症		中等症	重　症
	0 期	I 期	II 期	III 期
外出血	−	±	+	+
内出血	微量	500 mL以下	500 mL以上	高度
胎盤剥離	30%以下	60%以下	60〜100%	60〜100%
胎児ジストレス	−	±	+/胎児死亡	胎児死亡
凝固障害	−	−	−	+

（文献62より引用）

表 1-86　preterm PROMの臨床経過からみた分類と予後

	臨床所見	破水～娩出時間	PLS	薬物療法と効果
I 型 advanced type	絨毛羊膜炎によるPROM発症型. 高度の発熱. CRP・血沈・白血球数の異常著明. 羊水中に細菌検出	24～72時間	>9	抗生物質, トコライシスの効果は期待低い, 予後不良
II 型 progressive type	潜在性絨毛羊膜炎または他因子によるPROM発生型. 感染所見は軽～中等度	120時間前後	6～8	抗生物質による臨床検査所見の改善は認められるが, 進行型で分娩移行
III 型 controllable type	潜在性絨毛羊膜炎または他因子によるPROM発生型. 感染所見は軽～中等度	7日以上	<5	抗生物質, トコライシスでコントロール可能

score	0	1	2	3
子宮収縮	(−)または不規則	規則的		
子宮口開大(cm)	0	1～4	>4	
展退度(%)	<50	50～75	>75	
破　水		高位または偽破水		低位
発熱(℃)	≦37.0	37.1～38.0	>38.0	
WBC	>9,000	9,000～14,000	>14,000	
ESR(hrs)	<50	50～70	>70	
CRP(mg/dL)	(−)	+ 1 (0.7～1.1)	+ 2 (1.3～3.3)	≧ + 3 (>3.6)

PLS：preterm labor score

（文献63より引用）

(8)糖尿病合併妊娠・妊娠糖尿病
　　①診断(**表1-87**)
　　②妊娠前管理とその必要性(**表1-88**)
　　③スクリーニング対象(**表1-89**)

表1-87　妊娠中の糖代謝異常と診断基準

---

1)妊娠糖尿病gestational diabetes mellitus(GDM)

　　75gOGTTにおいて次の基準の1点以上を満たした場合に診断する

　　① 空腹時血糖値≧92 mg/dL　(5.1 mmol/L)
　　② 1時間値　　　≧180 mg/dL(10.0 mmol/L)
　　③ 2時間値　　　≧153 mg/dL(8.5 mmol/L)

2)妊娠中の明らかな糖尿病 overt diabetes in pregnancy[*1]

　　以下のいずれかを満たした場合に診断する

　　① 空腹時血糖値 ≧126 mg/dL
　　② HbA1c値 ≧6.5%

※随時血糖値≧200 mg/dLあるいは75gOGTTで2時間値≧200 mg/dLの場合は，"妊娠中の明らかな糖尿病"の存在を念頭におき，①または②の基準を満たすかどうか確認する[*2]

3)糖尿病合併妊娠 pregestational diabetes mellitus

　　① 妊娠前にすでに診断されている糖尿病
　　② 確実な糖尿病網膜症があるもの

[*1]：妊娠中の明らかな糖尿病には，妊娠前に見逃されていた糖尿病と，妊娠中の糖代謝の変化の影響を受けた糖代謝異常，および妊娠中に発症した1型糖尿病が含まれる．いずれも分娩後は診断の再確認が必要である．

[*2]：妊娠中，特に妊娠後期は妊娠による生理的なインスリン抵抗性の増大を反映して糖負荷後血糖値は非妊時よりも高値を示す．そのため，随時血糖値や75gOGTT負荷後血糖値は非妊時の糖尿病診断基準をそのまま当てはめることはできない．

妊娠中の糖代謝異常と診断基準の統一化について
(日本糖尿病・妊娠学会と日本糖尿病学会との合同委員会：2015年8月1日発出)　　　　　　　　　　　　　　(文献1より引用)

表1-88　妊娠前管理とその必要性

	妊娠前管理項目	必要性
血糖コントロール	空腹時血糖70〜100mg/dL 食後2時間血糖<120mg/dL HbA1c 理想は<6.2%, <6.5%, <7.0%が許容	器官形成期だと胎児に形態異常を合併しやすくなる（≦8.0%だと10〜30%に胎児の形態異常を合併する）
糖尿病網膜症	単純網膜症まで可 良性網膜症（福田分類）に安定 全増殖, 増殖網膜症は, 光凝固療法後に妊娠可	妊娠により網膜症が悪化
糖尿病腎症	腎症1期（腎症前期）または腎症2期（早期腎症）まで	早産, FGR, HDPなどが高率に発生
肥満	肥満の是正	HDP, 分娩外傷, 新生児仮死などの周産期合併症のリスクが上昇
薬物	経口血糖降下薬治療は, インスリン治療に変更 FDAによる薬剤胎児危険度分類を参考にしてインスリン製剤を考慮 降圧剤（アンジオテンシン変換酵素阻害薬：ACEIとアンジオテンシンⅡ受容体拮抗薬：ARB）は中止, 変更 脂質代謝改善薬（スタチン, フィブラート）の中止	胎児の催奇形性を含めた安全性が確立されていない

FGR：fetal growth restriction（胎児発育不全）, HDP：(hypertensive disorders of pregnancy（妊娠高血圧症候群）, FDA：Food and Drug Administration（米国食品医薬品局）.

（文献64を参考にして作成）

表 1-89　糖尿病および妊娠糖尿病スクリーニング対象

1) 妊娠糖尿病の既往歴のある人
2) 第2親等までに糖尿病家族歴のある人
3) 原因不明の流産・死産歴，新生児死亡歴のある人
4) 巨大児分娩歴のある人
5) HFD傾向で出産し，原因不明の心身障害児を持つ人
6) 非妊時に尿糖陽性または過去に境界型の診断を受けた人
7) 非妊時肥満の人
8) 35歳以上
9) 多産婦（分娩5回以上）
10) 尿糖強陽性または尿糖持続陽性の人
11) 体重増加の著しい人
12) 羊水過多あるいはその既往のある人
13) 胎児推定体重が+1.5 SD以上の人
14) β刺激薬を2週間以上使用している人
15) カンジダ腟炎を繰り返す人

　　④妊娠中の糖代謝異常のスクリーニング法（**図1-77**）
　　⑤糖尿病にともなう影響
　(9)感染症合併妊娠
　　①母子感染経路：子宮内（胎内）感染（経胎盤感染），
　　　産道感染（分娩時感染），母乳感染（**表1-90, 91**）
　　②腟感染症（**表1-92**）
　　③感染経路と児への影響（**表1-93**）
　　　TORCH症候群：
　　　・トキソプラズマ（toxoplasma gondii）
　　　・風疹ウイルス（rubella virus：RV）
　　　・サイトメガロウイルス（cytomegalo virus：CMV）
　　　・単純ヘルペスウイルス（herpes simplex virus：HSV）

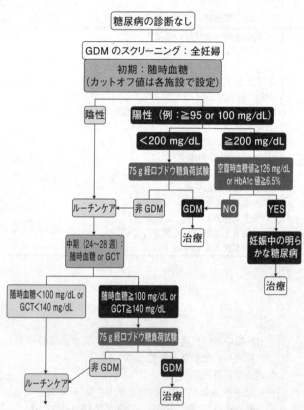

図 1-77　妊娠中の糖代謝異常のスクリーニング法
（文献64より引用）

表 1-90 母子感染の経路と主な病原微生物

感染経路	細分類	機　序	主な病原微生物[1]
胎内感染症	経胎盤感染	母体血中の微生物が胎盤を介し，胎児血液中に移行	HBV，HCV，HIV，HTLV-I，パルボウイルス
		母体血中の微生物が胎盤で増殖し，胎児血液中に移行	トキソプラズマ，風疹ウイルス，梅毒，CMV，HSV，ムンプスウイルス，インフルエンザウイルス，リステリア，結核菌
	上行感染	子宮頸部・腟に感染する微生物が羊膜・羊水などを介して児に移行	GBS，リステリア
分娩時感染	経産道感染	産道内に感染する微生物が児に移行 産道内の母体血中の微生物が児に移行	GBS，淋菌，クラミジア，CMV，HSV，HPV，リステリア
	placental leakage	子宮収縮により母体血液が児に移行	HIV，HBV，HCV
経母乳感染		母乳中から経口的に児に移行	HTLV-I，HIV，CMV，HBV[2]，HSV[2]，風疹ウイルス[2]

[1]：感染経路を重複して有する微生物や，経路が確定していない微生物もある.
[2]：母乳による一過性感染がある.
【略号】HBV：hepatitis B virus（B型肝炎ウイルス），HCV：hepatitis C virus（C型肝炎ウイルス），HIV：human immunodeficiency virus（ヒト免疫不全ウイルス），HTLV-I：human T-lymphotropic virus type I（成人T細胞白血病ウイルスI型），HSV：herpes simplex virus（単純疱疹ウイルス），HPV：human papillomavirus（ヒト乳頭腫ウイルス），CMV：cytomegalovirus（サイトメガロウイルス）.　　　　　　　　　（文献65より引用）

表 1-91　わが国で問題となる母子感染症の病原体

1. 原虫：トキソプラズマ，トリコモナス
2. 真菌：カンジダ
3. 細菌：B群溶連菌(GBS)，結核菌，淋菌，リステリア菌，クラミジア，梅毒
4. ウイルス：

DNAウイルス	1本鎖：ヒトパルボウイルスB19
	2本鎖：単純ヘルペスウイルス，サイトメガロウイルス，水痘-帯状疱疹ウイルス，ヒトヘルペスウイルス-6，B型肝炎ウイルス，ヒトパピローマウイルス
RNAウイルス	1本鎖：ポリオウイルス，コクサッキウイルス，風疹ウイルス，ムンプスウイルス，麻疹ウイルス，A型肝炎ウイルス，C型肝炎ウイルス
	2本鎖：ロタウイルス
特殊RNAウイルス	
	ヒト免疫不全ウイルス，ヒトT細胞白血病ウイルス，インフルエンザウイルス

(文献66より引用)

表 1-92　腟感染症の主な症状と児への影響

腟感染症の主な症状

	カンジダ腟炎	トリコモナス腟炎	クラミジア
帯下の特徴	白色帯下 カッテージチーズ様 酒かす様	漿液性または膿性泡沫状 黄緑色帯下 白色クリーム状	軽度の粘性分泌物 (漿性分泌物)
主な症状	外陰部やその周辺に激しい掻痒感がある 外陰部の発赤	外陰部にヒリヒリ感，掻痒感・痛みがある 腫脹・発赤をともなうこともある 腟壁の発赤や子宮腟部の点状出血斑(strawberry cervix)	子宮頸管炎・びらんほとんど無症状で，たまに下腹痛，性交痛，内診痛を示す場合もある
児への影響	産道感染により，鵞口瘡や皮膚カンジダ症を発症させることがある	産道感染により，新生児肺炎や絨毛膜羊膜炎，PROMや早産の引き金となる	流産，切迫流産，早産，切迫早産，FGR，産道感染により，結膜炎，クラミジア肺炎，鼻腔咽頭炎，ときに中耳炎を起こす

表 1-93　感染経路と児への影響

		感染経路			児への影響
		胎内	産道	母乳	
原虫	トキソプラズマ	○			TORCH症候群(流早産, 胎内死亡, FGR, 黄疸, 紫斑, 小頭症, 水頭症, 脳内石灰化, 小眼球症, 網脈絡膜炎, 精神運動発達遅滞, 脳性麻痺, てんかん, 自閉症, 肝機能異常, 難聴, 視覚障害など)
	トリコモナス		○		新生児肺炎, 絨毛膜羊膜炎, PROM, 早産
真菌	カンジダ		○		鵞口瘡, 皮膚カンジダ症
細菌	B群溶連菌(GBS)		○		肺炎, 呼吸障害, 敗血症
	梅毒	○	○		早産, 先天梅毒児
	淋菌		○		結膜炎
	クラミジア・トラコマチス		○		封入体結膜炎, 肺炎, 鼻腔咽頭炎
ウイルス	風疹ウイルス	○		△	TORCH症候群
	B型肝炎ウイルス(HBV)	△	○		肝炎, 黄疸
	C型肝炎ウイルス(HCV)	△	○		
	HIVウイルス(HTLV-Ⅲ)	△	○	△	早期発症型では大部分乳児死亡
	ATLウイルス(HTLV-Ⅰ)	△	△	○	(6~60年後)感染性皮膚炎, ATL, 自己免疫疾患など発症
	サイトメガロウイルス	△	○	△	TORCH症候群
	パルボウイルス	○ (20週以前)			流死産, 貧血, 胎児水腫
	水痘・帯状疱疹ウイルス	○ (20週以前)	○		先天性水痘症候群 新生児水痘
	単純ヘルペスウイルス	△			TORCH症候群
	麻疹	○			流早産, 胎児死亡, 先天性麻疹

・トキソプラズマ感染スクリーニングと対応指針(**図1-78**)

・サイトメガロウイルス感染予防のための妊婦教育・啓発(**表1-94**)

④妊娠中の予防接種とその影響(**表1-95**)

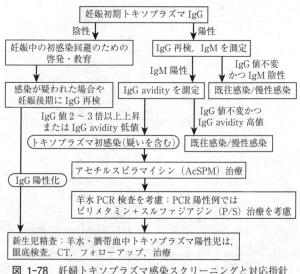

図 1-78 妊婦トキソプラズマ感染スクリーニングと対応指針
(文献25より引用)

表1-94 サイトメガロウイルス感染予防のための妊婦教育・
啓発の内容

サイトメガロウイルスを含んでいる可能性のある小児の唾液や
尿との接触を妊娠中はなるべく避けるように説明する.

- 以下の行為の後には，頻回に石けんと水で15～20秒間は手洗
  いをしましょう
    おむつ交換
    子どもへの給仕
    子どものハナやヨダレを拭く
    子どものおもちゃを触る
- 子どもと食べ物，飲み物，食器を共有しない
- おしゃぶりを口にしない
- 歯ブラシを共有しない
- 子どもとキスをするときは，唾液接触を避ける
- 玩具，カウンターや唾液・尿と触れそうな場所を清潔に保つ

(文献67より引用)

表1-95　日本で摂取可能なワクチンとその影響

製剤	分類	ワクチン名	妊婦への適応	コメント
生ワクチン	定期	麻疹(はしか)	禁忌	
		風疹	禁忌	
		麻疹・風疹混合(MR)	禁忌	
		水痘	禁忌	
		BCG	有益性投与	
	任意	流行性耳下腺炎(おたふくかぜ)	禁忌	
		ロタウイルス:1価,5価	禁忌	
		黄熱	有益性投与	黄熱病流行地域への旅行が避けられず,感染の危険性がある場合には摂取可能だが,旅行中止のほうが望ましい
不活化ワクチンまたはトキソイド	定期	四種混合(ジフテリア・百日咳・破傷風・ポリオ)	有益性投与	
		日本脳炎	有益性投与	
		インフルエンザ	推奨	妊婦の接種により,生後6カ月まで児のインフルエンザ罹患率を減少させる
		B型肝炎	有益性投与	
		肺炎球菌(13価結合型)	有益性投与	
		インフルエンザ菌b型	有益性投与	
		ヒトパピローマウイルス:2価,4価	推奨せず	妊娠中に摂取する有効性・安全性が確立されていない
		肺炎球菌	有益性投与	
	任意	破傷風トキソイド	有益性投与	
		ジフテリアトキソイド	有益性投与	
		A型球菌	有益性投与	
		狂犬病	有益性投与	
		髄膜炎菌:4価	有益性投与	

(文献25を参考にして作成)

3. 胎児の健康逸脱

(1)胎児発育不全(fetal growth restriction：FGR)

①FGRの病型と特徴(**表1-96**)

②リスク因子(**表1-97**)

③FGRの診断

胎児体重基準値(p.20の**表1-4-④**参照)を用いて−1.5 SD値以下をFGRの目安とするが，胎児腹囲や羊水過少の有無などの所見や，経時的変化を検討し，総合的にFGRの診断を行う．

表 1-96　FGRの病型と特徴

病　型	原　因	特　徴
均衡型(シンメトリックタイプ／タイプ Ⅰ；symmetrical type, type Ⅰ)：発育不全型(20〜30％)	胎児：遺伝子／染色体異常，先天奇形，妊娠早期の胎内感染など 母体：薬物摂取，喫煙など	妊娠初期〜中期にかけて発症し(早期発症型)，頭部，躯幹ともに発育遅延がある．予後は不良
不均衡型(アシンメトリックタイプ／タイプⅡ；asymmetrical type, type Ⅱ)：栄養失調型(70％)	胎児への栄養供給障害 母体：慢性高血圧，妊娠高血圧症候群，膠原病，糖尿病，心疾患，慢性呼吸器疾患，貧血，高脂血症，薬物摂取，喫煙など 胎盤：胎盤梗塞，臍帯付着異常，前置胎盤，胎盤血腫，臍帯過捻転，臍帯真結節	体重増加の障害が中心で皮下脂肪が少ない，「痩せ」のタイプ．妊娠中期以降に発症し(晩期発症型)，躯幹の発育遅延に対し，頭部の発育は保たれる．比較的予後が良い
混合型(5％)	早発型妊娠高血圧症候群，母体の高度栄養失調，薬物，喫煙，アルコールなど	均衡型，不均衡型の中間型．発育遅延の程度によりその予後は異なる

表 1-97 FGRのリスクファクター

1．母体因子
・母体合併症

高血圧	抗リン脂質抗体症候群
腎疾患	膠原病
甲状腺疾患	自己免疫疾患
拘束性換気障害	ヘモグロビン症
糖尿病	炎症性腸疾患
チアノーゼ型心疾患	

・喫煙・アルコール・麻薬
・大量のカフェイン
・低栄養・やせ
・妊娠中の体重増加不良
・低身長，出生時低体重
・light for gestational age児分娩既往
・薬剤(トリメタジオン，フェニトイン，メソトレキセート，
　　　シクロフォスファミド，バルプロ酸，ワルファリン)
　　　など

2．胎児因子
・多胎
・染色体異常(18トリソミー，13トリソミー，ターナー症候
　群，3倍体など)
・形態異常
・胎児感染(サイトメガロウイルス，風疹ウイルス，トキソ
　プラズマ，梅毒など)

3．胎児付属物因子
・胎盤異常(血管腫，前置胎盤，モザイク)
・臍帯付着部異常(臍帯卵膜付着，臍帯辺縁付着)

▶▶アセスメント
❶ 親になるための準備状態のアセスメント
　・バースプラン
　・夫婦の親準備状態

❶ 親になるための準備状態のアセスメント

1.　バースプラン

　　(1)出産について

お産のイメージ	出産へのイメージ，出産に向けての心構えや努力，前回の出産など
陣痛期の過ごし方	入院のタイミング，部屋の環境，付添者など • できるだけ自宅で過ごしたい • 楽な格好で過ごしたい • 好きな音楽をかけたい，アロマセラピーを利用したい • マイクッションを持ってきたい • シャワーを浴びたりお風呂に入りたい
分娩経過	説明，呼吸法の指導 • 分娩の進行具合を，その都度，教えてほしい • 呼吸法をリードしてほしい
立会い出産	立会う人，立会う人の分娩入室のタイミング・位置 • ○○（夫や親・友人など）に立ち会ってほしい • マッサージのコツを教えてほしい • 夫に全部みられたくないので，直接みえない位置にいるよう気をつけてほしい

（次頁につづく）

医療介入	陣痛促進薬，無痛分娩，分娩監視装置，分娩前の浣腸，分娩前後の導尿，分娩前の剃毛，分娩時の点滴，会陰切開，帝王切開等 • 医療処置をするときは，早目に説明してほしい
スタッフに知っておいてほしいこと	腰痛や開排制限など，分娩により身体的に負荷がかかる部分と，その対処法，自分の性格など • 神経質なので，こまめに来室し，説明してほしい • 痛みに弱いので騒ぐかもしれない
児娩出時	分娩胎位，カンガルーケア，臍帯切断，記念撮影など • 生まれたらすぐにお腹に乗せてほしい • 夫に臍帯を切ってほしい • ビデオ撮影をしたい，記念撮影をしたい • 初乳を飲ませてあげたい

(2)産後について

入院中の生活	部屋の環境，食事，保健指導など • 個室に入りたい • 沐浴は夫と一緒に指導してほしい
授　乳	授乳方法・時間の希望，意欲など • 粉ミルクや哺乳瓶はできるだけ使わないでほしい • 赤ちゃんが泣いたときに授乳したい
母児同室	同室開始日，夜間の希望など • ○日目(あるいは出産直後)から母子同室にしたい • 添い寝をしたい • 疲れたら赤ちゃんを預かってほしい

2. 夫婦の親準備状態

(1)自分たちの親像と育児方針

自分たちがどのような親になりたいのか，自分たちの
親や理想の親像などを話し合うことでイメージを膨ら
ませるとともに，お互いの育児方針について話し合っ
ているかを確認

(2)育児知識と技術の確認

抱っこ，おむつ交換，沐浴，授乳，寝かしつけなど基
本的な育児技術の確認とともに，児の成長と発達に関
する知識の確認

(3)家事・育児の分担

育児が行われる1日をイメージできているか，その中
でだれがどのくらい家事や育児を行っているのかを視
覚化し，現在の状況とともに育児期の家事・育児の分
担を話し合う．「平等」ではなく，お互いが納得し
「公平である」と感じていることが重要

(4)「育児チーム」としての心構え（図1-79）

夫婦2人がチームとしてのチームワークが欠けている
ところなどを話し合い，お互いにどのようにサポート
し合いながら，あるいは第3者からサポートを受けな
がら，育児をしていけばよいかを確認

(5)コミュニケーションの取り方

育児している際に起こるもめごとやイライラについて
想像し，どのように夫婦でコミュニケーションをとっ
ていけばよいかの話し合いができているかを確認

(6)経済的基盤と社会資源

出産前後における夫婦の経済的状況の確認を行うとと
もに，育児期に利用する社会資源として，自分たちの
父母や兄弟姉妹，公的な資源，民間の資源の利用予定
と活用について確認

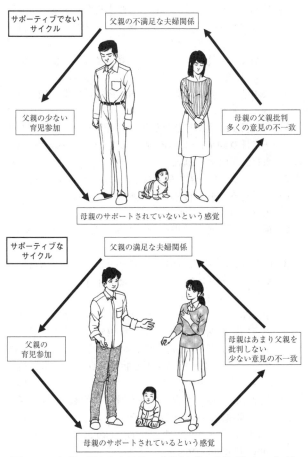

図 1-79 父親の関わりと母親の心理（文献68を参考にして作成）

━━━━━━ 第 1 章の文献 ━━━━━━

1) 日本産科婦人科学会，日本産婦人科医会・編監：産婦人科診療ガイドライン 産科編2017．東京，日本産科婦人科学会事務局，2017

2) 一條元彦：妊婦のルーチン検査．産婦人科治療 62：498，1991

3) 松本清一：基礎体温の読み方．産婦の実際 12：188-193，1963

4) 渡辺員支，他：第2章妊娠Ⅱ妊婦管理（C．妊娠週数と予定日の診断）．これならわかる産科学．岡村州博・編，東京，南山堂，2003，75

5) 友田 豊，他・編：新産科学．東京，南山堂，1999

6) 高橋克幸・編：助産婦・看護婦のための超音波診断．東京，南江堂，1995

7) 根本明彦，他：胎児計測．産婦人科治療 62：506，1991

8) 胎児計測と胎児発育曲線について．日本産科婦人科学会ホームページ（http://www.jsog.or.jp/public/shusanki/taiji_hatsuiku_kyokusen.pdf），2011

9) 平成23年度厚生労働科学研究費補助金「地域における周産期医療システムの充実と医療資源の適正配置に関する研究」「胎児推定体重」保健指導マニュアル作成グループ：「推定胎児体重と胎児発育曲線」保健指導マニュアル，2012

10) 石原 昌，他・編著：母性看護学1妊娠・分娩（第2版）．東京，医歯薬出版，2006

11) Martius G：Lehrbuch der Gynakologie und geburtshife. Thiene，1977

12) Cunningham FG, Leveno K, Bloom S, et al, eds：Williams Obstetrics（24th ed）. New York, McGraw-Hill Medical, 2014

13) 宮崎和子・監，前原澄子・編：看護観察のキーポイントシリーズ 母性〈Ⅱ〉褥婦・新生児・婦人科疾患（改訂版）．東京，中央法規出版，2000

14) 北川真理子，他・編：今日の助産－マタニティサイクルの助産診断・実践過程．東京，南江堂，2004

15) 「健やか親子21」推進検討会食を通じた妊産婦の健康支援方策研究会：妊産婦のための食生活指針－「健やか親子21」推進検討委員会報告書－．2006

16) 朝倉啓文：骨盤計測（C. 産婦人科検査法）．日産婦誌 59：N179-185，2007

17) 荒木日出之助，他：産科領域におけるX線診断と超音波診断．東京，メディカルトリビューン，1986

18) 中西正美：骨盤計測（B.産婦人科検査法）．日産婦誌 53：N325-333，2001

19) ACOG practice bulletin，1999（海野信也，2004）

20) 藤森敬也，他：NSTの判定と対応．周産期医学 37：342-347，2007

21) 藤森敬也：改訂 2 版 胎児心拍数モニタリング講座．大阪，メディカ出版，2012

22) 岡井 崇：胎児心拍数モニタリング（B.産婦人科検査法）．日産婦誌 53：N371-394，2001

23) 佐藤昌司，他：診断法の意義と限界 2．Biophysical profile score（BPS）．産科と婦人科 71：1832-1837，2004

24) 鮫島 浩：産婦人科の診断マニュアル産科編 胎児仮死．産婦人科治療 62：544-558，1991

25) 「周産期医学」編集委員会・編：周産期医学必修知識（第 8 版）．東京，東京医学社，2016

26) Kuwata T, et al：Establishing a reference value for the frequency of fetal movements using modified "count to 10" method. J Obstet Gynaecol Res 34：318-323, 2008

27) Cunningham FG, et al：Williams Obstetrics (25th ed).

New York, McGraw-Hill Education, 2018

28) Grannum PA, et al：The ultrasonic changes in the maturing placenta and their relation to fetal pulmonic maturity. Am J Obstet Gynecol 133：915-922, 1979

29) 小川重男・編：必修産婦人科学(改訂第4版). 東京, 南江堂, 1991, 144

30) 森川　肇：羊水異常の診断(B. 産婦人科検査法). 日産婦誌　53：N319-332, 2001

31) 医療情報科学研究所・編：病気がみえる vol.10：産科. 2013, 141

32) 佐藤　章, 他・編：図説産婦人科 VIEW26 前期破水と早産管理指針の確立をめざして. 東京, メジカルビュー社, 1996, 68

33) 吉田幸洋, 他：胎児仮死の予知. ペリネイタルケア 9：301-308, 1990

34) 大口昭英：血流速度波形計測. 産科と婦人科　71(Suppl-1)：196-202, 2004

35) McKinney E, et al：Maternal-Child Nursing (5th ed). St. Louis, Elsevier, 2018, 297

36) 出生前に行われる遺伝学的検査および診断に関する見解. 日本産科婦人科学会ホームページ(http://www.jsog.or.jp/modules/statement/index.php?content_id=33), 2013

37) マーク・H・ビアーズ・編著, 福島雅典・監訳：メルクマニュアル医学百科−最新家庭版. 東京, 日経PB, 2004

38) 我部山キヨ子：妊娠の意識の変化−母性意識の確立. ペリネイタルケア　13：31-40, 1994

39) 新道幸恵, 他：母性の心理社会的側面と看護ケア. 東京, 医学書院, 1990, 106

40) 森　恵美, 他・編：図説新臨床看護全書 第1巻 母子・小児の健康と看護. 東京, 同朋舎, 1996

41) 柏木恵子・編：父親の発達心理学. 東京, 川島書店,

1993

42) 厚生労働省：日本人の食事摂取基準(2015年版)の概要.
厚生労働省ホームページ(http://www.mhlw.go.jp/
bunya/kenkou/syokuji_kijyun.html)

43) 松本清一・編：妊産婦ヘルスケア(妊産婦保健管理改
題, 改訂第8版). 東京, 文光堂, 1989, 131

44) 松崎道幸, 他・監, 加濃正人・編：タバコ病辞典吸う
人も吸わない人も危ない. 埼玉, 実践社, 2004

45) 小森尚子：産後のボディ美しく－産前産後の下着選び
Q&A. 東京, 文化出版局, 1993

46) 氏田由可：海外旅行. Medical Practice 20：1591-
1593, 2003

47) 診断書の記入に際して. JALホームページ(http://
www.jal.co.jp/jalpri/illness/pdf/pdf-medif_jal.pdf)

48) 川鰭市郎, 他：妊婦と胎児の安全を守るシートベルト.
チャイルドヘルス 7：476-480, 2004

49) 聖路加看護大学女性を中心にしたケア研究班・編：
EBMの手法による周産期ドメスティック・バイオレンス
の支援ガイドライン2004年版. 東京, 金原出版, 2005

50) 子ども家庭福祉情報提供事業ホームページ(https://
www.aiiku.or.jp/aiiku/jigyo/contents/kaisetsu/ks0506
/ks0506.htm)

51) 鈴木正利：妊娠悪阻の治療. 産婦人科治療 84(増刊)：
462-465, 2003

52) 藤森敬也, 他：重症妊娠悪阻. 産科と婦人科 72：
1405-1411, 2005

53) 室之園悦雄：妊娠悪阻. 産科と婦人科 72(Suppl)：
2-4, 2005

54) 鈴木正利：妊娠悪阻. 周産期医学 27：22, 1997

55) 坂元正一, 他：総合産婦人科学. 東京, 医学書院, 1991

56) 寺尾俊彦：切迫流産. 周産期医学 27：81-83, 1997

57) 妊娠高血圧症候群の新定義・臨床分類について. 日本

妊娠高血圧学会ホームページ（http://www.jsshp.jp/）
（参照2019-04-04）

58）伊藤昌春，他：妊娠高血圧症候群（診療の基本）．日産
婦誌　58：N61-70，2006

59）日本妊娠高血圧学会 編：妊娠終結の決定条件．妊娠高
血圧症候群の診療指針2015．東京，メジカルビュー社，
2015，200-204

60）山崎峰夫：HELLP症候群〔2〕妊娠中毒症（妊娠高血圧
症候群）：症例から学ぶ周産期医学〕．日産婦誌　57：
N257-260，2005

61）福田　透：産婦人科Q&A　周産期．東京，金原出版，
1987

62）伊東宏晃，他：性器出血・帯下．産科と婦人科　70：
1634-1639，2003

63）千村哲郎：preterm PROM 症例の管理．ペリネイタル
ケア，1994（増刊）

64）日本糖尿病・妊娠学会 編：妊婦の糖代謝異常　診療・
管理マニュアル（改訂第2版）．東京，メジカルビュー社，
2018

65）鮫島　浩：感染症1-（3）母子感染から見た性感染症（2.
日本産婦人科医会・研修ノートレビュー）（〈特集〉第
56回日本産科婦人科学会生涯研修プログラム・卒後研
修プログラム）．日産婦誌　56：N525-529，2004

66）渡辺　博，他：感染症合併妊娠（D. 産科疾患の診断・
治療・管理：8. 合併症妊娠の管理と治療）．日産婦誌
61：N625-631，2009

67）母子感染の実態把握及び検査・治療に関する研究班（平
成25年度〜27年度）：サイトメガロウイルス妊娠管理マ
ニュアル．日産婦誌　付録（Guideline）：66：2014

68）Marshall JE, Raynor MD, eds：Myles Textbook for
Midwives（16th ed）．London, Churchill Livingstone,
2014

第2章
産婦編

●アセスメント項目●

Ⅰ. 分娩第1期のアセスメント

1 分娩開始の診断

2 分娩の進行状態の診断と分娩時間の予測

3 産婦と胎児の健康状態

4 分娩進行にともなう産婦・胎児の正常逸脱の診断

Ⅱ. 分娩第2期のアセスメント

1 分娩の進行と産婦・胎児の健康状態

Ⅲ. 分娩第3期のアセスメント

1 産婦の健康状態の診断

2 分娩後の正常逸脱の診断

3 早期母子接触時のアセスメント

付録：WHOの59箇条「お産のケアの実践ガイド」

▶▶ 基本データ（健康歴）

●一般ID情報：氏名，年齢，経産歴，最終月経，分娩予定日
●今回の妊娠中の経過：検査データ，貧血，妊娠高血圧症候群な
　　　　　　　　　　　どの合併症の有無
●過去の妊娠歴：妊娠・分娩の回数，合併症有無，児の出生状態
　　　　　　　　（体重，児の現在の状態），分娩時期，妊娠週数
●健康歴，家庭歴：既往症，薬物アレルギー，予防接種の影響

I. 分娩第1期のアセスメント

1 分娩開始の診断

▶▶アセスメント
❶ 問診によるアセスメント
　・規則的陣痛の有無
　・分娩予兆の有無
❷ 内診によるアセスメント

❶ 問診によるアセスメント

1. 規則的陣痛の有無

　　①真陣痛と偽陣痛の鑑別(**表2-1**)

　　②陣痛の強さと持続時間(**図2-1**)

　(1)子宮口開大に必要な陣痛の強さ

　・15～24 mmHgの収縮のとき：開口は緩徐

　・25 mmHg↑回/hrのとき：開口は急激

　・30 mmHg↑回/hr↑が開大に必要

　(2)触知による陣痛の強さの鑑別

　・mild(弱い) = ふっくらしたほほを押したときの硬さ
　　　　　　　　　　発作時, 腹部を軽く押すと引っ込む.

　・modelate(中程度) = 顎に触れているような硬さ
　　　　　　　　　　　発作時, 子宮底を軽く押すと引っ
　　　　　　　　　　　込む.

　・strong(強い) = 額に触れたような硬さ
　　　　　　　　　発作時, 腹部を押しても引っ込まない.

表 2-1　真陣痛・偽陣痛の鑑別

	分娩開始	偽分娩開始
子宮収縮	規則的 徐々に強く長い子宮収縮 歩行などで痛みが強くなることがある 腹部・下腹部に痛みを感じる リラクゼーション技術を実施しても陣痛はとまらない	不規則 変動がある 体動，歩行をすると陣痛が止まってしまうことがある 背中や子宮底部に痛みを感じる リラクゼーション技術をすることで陣痛が止まってしまうことがある
頸管	柔らかく展退，開大が徐々にみられる	柔らかいこともあるが展退，開大に変化がみられない

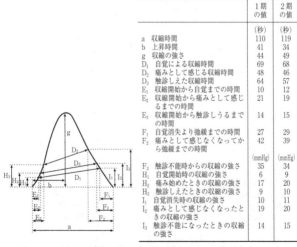

		1期の値	2期の値
		(秒)	(秒)
a	収縮時間	110	119
b	上昇時間	41	34
g	収縮の強さ	44	49
D_1	自覚による収縮時間	69	68
D_2	痛みとして感じる収縮時間	48	46
D_3	触診しえた収縮時間	64	57
E_1	収縮開始から自覚までの時間	10	12
E_2	収縮開始から痛みとして感じるまでの時間	21	19
E_3	収縮開始から触診しうるまでの時間	14	15
F_1	自覚消失より弛緩までの時間	27	29
F_2	痛みとして感じなくなってから弛緩までの時間	42	39
		(mmHg)	(mmHg)
F_3	触診不能時からの収縮の強さ	35	34
H_1	自覚開始時の収縮の強さ	6	9
H_2	痛み始めたときの収縮の強さ	17	20
H_3	触診しえたときの収縮の強さ	9	10
I_1	自覚消失時の収縮の強さ	10	11
I_2	痛みとして感じなくなったときの収縮の強さ	19	20
I_3	触診不能になったときの収縮の強さ	14	15

図 2-1　子宮収縮波の自覚・触診・痛覚(文献1より引用)

2. 分娩予兆の有無

- ・胎児下降感（胃の圧迫感軽減）
- ・前駆陣痛
- ・腰痛，鼠径部痛
- ・帯下増加
- ・胎動減少
- ・産徴出血
- ・頻尿，残便感

❷ 内診によるアセスメント

・ビショップ（Bishop）の pelvic score を参考に，子宮頸管成熟度の判定をする（**表2-2～4**）.

表 2-2 ビショップのpelvic score 熟化判定表

スコアの合計	熟化の判定
0～4点	高度頸管熟化不全
5～8点	軽度，頸管熟化不全
9点～	頸管熟化完了

表 2-3 ビショップスコア

点（score）	0	1	2	3
子宮口開大度 （cervical dilatation）	閉鎖 （closed）	1～2 cm	3～4 cm	5～6 cm
展退度 （effacement）	0～30%	40～50%	60～70%	80%～
児頭下降度 （fetal station）	-3 cm	-2 cm	-1～0 cm	+1,+2 cm
口唇の硬度 （consistency）	硬（鼻翼状） （firm）	中（口唇状） （medium）	軟（マシュマロ状） （soft）	
子宮口の位置 （cervical position）	後方 （posterior）	中央 （midposition）	前方 （anterior）	

（文献1より引用）

表 2-4 子宮頸管のタイプ－（コックス）Cocksの分類

		頸管硬度	頸管長	子宮口	
1型		軟	展退	1指	初産婦に多い，頸管が強く展退し外子宮口は1指．4～5日以内に90%が分娩開始する
2型		軟	長い	閉鎖	経産婦の妊娠末期の成熟型．内・外子宮口ともに1指開大．頸管は長い．分娩開始までの期間との間には関係はみられない
3型		硬	長い	閉鎖	初産婦に多く経産婦には少ない．頸管は全長閉鎖し，子宮腟部も強靱．5～9日以内には分娩に至らない
4型		硬	短	1指（外子宮口）	未熟型．子宮腟部は硬く，外子宮口は1指通じるが，内子宮口は硬くて通じることができない．経産婦の全例，初産婦の82%が5～7日後に分娩が開始する
5型			頸管奇形		頸管がほとんど展退して消失しているのに外子宮口が極めて固く閉ざされている
A型					1～4型のいずれにも共通して認められる．子宮頸部が後方に偏位し，外子宮口が仙骨窩の方へ後方を向いている外子宮口を有する頸の後方変位

（文献1を参考にして作成）

▶▶アセスメント

❶ 基本情報のアセスメント

❷ 陣痛のアセスメント（外診による）

❸ 子宮頸管成熟度（内診による）のアセスメント

❹ 破水の有無によるアセスメント（外診・視診）

❺ 外診によるアセスメント

❻ 産婦の様子からのアセスメント

❶ 基本情報のアセスメント

(1)母体の情報：年齢，妊娠分娩歴，身長，BMI，体重増加率，妊娠経過の異常の有無，既往歴，腹部の形（図2-2），前回分娩した児の体重／分娩所要時間／分娩様式等

(2)胎児の情報：胎児推定体重，羊水の異常の有無，胎位胎向

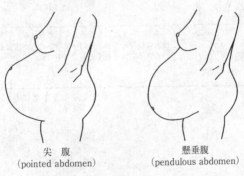

尖　腹
(pointed abdomen)

懸垂腹
(pendulous abdomen)

図 2-2　腹部の形（文献1より引用）

❷ 陣痛のアセスメント（外診による）

1. 陣痛開始からの時間，周期，持続時間，強さ（表2-5, 6）

(1) 子宮収縮異常

① 過強陣痛

② 子宮頻収縮

30分以上の区画の平均回数を計算し，10分に5回を

表 2-5　陣痛の正常・過強・微弱

1）子宮内圧

子宮口	4～6 cm	7～8 cm	9 cm～第Ⅱ期
平　均	40 mmHg	45 mmHg	50 mmHg
過　強	70 mmHg以上	80 mmHg以上	55 mmHg以上
微　弱	10 mmHg未満	10 mmHg未満	40 mmHg未満

2）陣痛周期

子宮口	4～6 cm	7～8 cm	9～10 cm	第Ⅱ期
平　均	3分	2分30秒	2分	2分
過　強	1～30秒以内	1分以内	1分以内	1分以内
微　弱	6分30秒以上	6分以上	4分以上	初産4分以上 経産3分30秒以上

（日本産科婦人科学会用語問題委員会報告）

表 2-6　陣痛持続時間

測定点	外　測　法		内　測　法
	1/5点の持続時間		1（10 mmHg）点の持続時間
子宮口	4～8 cm	9～10 cm	開大に関係なし
平均陣痛	70秒	60秒	50秒
過強陣痛	2分以上	1分30秒以上	1分30秒以上
微弱陣痛	40秒以内	30秒以内	30秒以内

（日本産科婦人科学会用語問題委員会報告）

超える収縮回数のことで，子宮収縮異常の1つである．

　③微弱陣痛

2. フリードマン（Friedman）曲線からの時期確認（図2-3，4，表2-7）

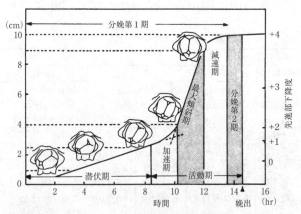

図 2-3　フリードマン曲線（子宮開大と矢状縫合の関係）

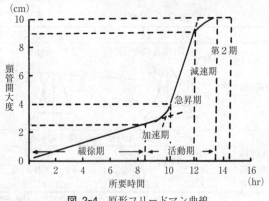

図 2-4　原形フリードマン曲線

表 2-7　フリードマン頸管開大度曲線

	分娩第1期				分娩第2期
	潜伏期	活動期			
		加速期	極期slope	減速期	
子宮口	2.0〜2.5 cm	2〜3.4 cm	急速に9 cmまで開大	9〜10 cm	10 cm
初産婦	平均8.5時間	2時間以内	約2時間	2時間	1時間半〜2時間
経産婦	平均5時間	1時間以内	約1時間	数分	30分〜1時間
備考	・この時期の長短は全分娩所要時間を左右する ・軟産道の強靱，陣痛微弱な場合は，この時間が延長する		・児頭の下降が始まる	・児頭の下降が著しい ・下降がないときは，CPD，回旋異常を考える	

（文献2より引用）

❸ 子宮頸管成熟度（内診による）のアセスメント

（分娩開始の診断：p.160〜163参照）（**表2-8，図2-5〜9**）

表 2-8　内診により得られる情報

ビショップスコア	子宮口開大度，展退度，児頭下降度，子宮口の硬度，位置
先進部下降度	ステーション，ホッジの平行平面，恥骨結合後面可触範囲
先進部	先進部の種類，卵膜の有無，胎胞の有無，矢状縫合の方向，骨重責の程度，産瘤の程度
軟産道	腟の状態（浮腫，静脈瘤，炎症，腟の伸展性，尾骨の可動性，骨盤腔内腫瘤の有無）
その他	血性分泌物，羊水（破水後）

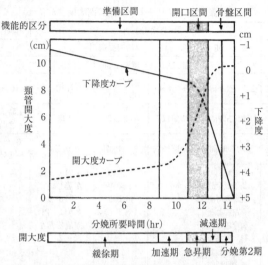

図 2-5　初産婦分娩の機能的区分（文献 3 より引用）

❹ 破水の有無によるアセスメント（外診・視診）

（破水の診断法：p.138の **表1-86**参照）

(1) 破水時間，破水からの経過時間

(2) 羊水の流出状態：色，量，性状，臭い

❺ 外診によるアセスメント

(1) 児頭の下降状態：ガウスの頤部触診法，ザイツ法（**図 2-10**），胎児心音聴取部位の移動

(2) 産徴出血の状態

(3) 肛門の嘴開

(4) 陰裂の嘴開

(5) 会陰の膨隆／抵抗感

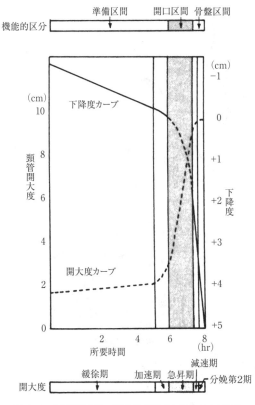

図 2-6　経産婦分娩の機能的区分（文献3より引用）

❻ 産婦の様子からのアセスメント(表2-9)

(1) 表情の変化

(2) 呼吸法

(3) 声のトーン，大きさの変化

(4) 姿勢・動作

(5) 産痛の程度(表2-10，図2-11)

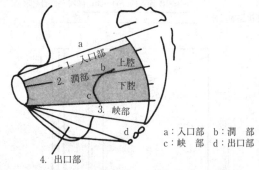

a:入口部　b:潤　部
c:峡　部　d:出口部

図 2-7　骨盤空間と"部", 骨盤平面

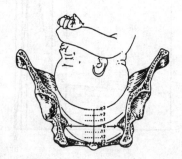

図 2-8　ステーションによる方法〔ディ・リー (De Lee)〕

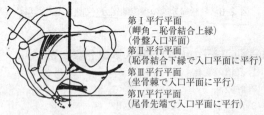

第Ⅰ平行平面
(岬角－恥骨結合上縁)
(骨盤入口平面)
第Ⅱ平行平面
(恥骨結合下縁で入口平面に平行)
第Ⅲ平行平面
(坐骨棘で入口平面に平行)
第Ⅳ平行平面
(尾骨先端で入口平面に平行)

図 2-9　ホッジ(Hodge)の平行平面

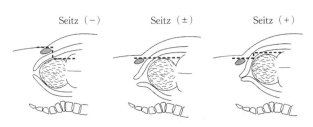

Seitz（−）　　　　Seitz（±）　　　　Seitz（＋）

a. 凹＝通過可能　　b. 平＝児頭骨盤不均衡　c. 凸＝児頭骨盤不均衡
　　　　　　　　　　　　　の疑いがある　　　　　の疑いが強い

図 2-10　ザイツ（Seitz）法（文献1より引用）

(6) 消化器症状
(7) 肛門圧迫痛，排便感
(8) 努責感
(9) 体熱感，発汗
※上記のアセスメント項目を参考に，産婦の変化に十分
　に注意を払う.

表 2-9　分娩進行にともなう感情，行動の変化

	各期の徴候	分娩進行にともないみられる行動
潜伏期	■分娩第1期 以下の徴候の1つあるいはいくつかが現れる ①周期的な腹緊（腹痛・骨盤圧迫・鼓腹，月経様痛の痛みとして感ずることもある） ②血性分泌物 ③破水 ④分娩陣痛	予感，予測 胸の高まり，興奮 生き生きしている 分娩開始から逃れたい 不安や恐怖 リラクゼーション
活動期	■子宮口5〜6cm拡張（半開大） 子宮頸の伸展と拡大が始まる 陣痛発作が長く強くなり，なんらかの処置を要すると考えるほどになる 子宮頸の拡大は続き，収縮はますます頻回に，そして強くなってくる ■第1期の終り 子宮口7〜8cm開大．収縮は著しく頻回となり，より強くなる．収縮の持続時間が長くなる	シリアス感，不安の増大 目的の実感 内省的 1人でいることの不安，恐れ 誰かに付き添ってもらいたがる リラクゼーションから緊張への変化 自信と不安，恐れとの内的葛藤 さいぎ心と恐れ
極期	■移行期 子宮口8〜10cm開大 胎胞形成・膨張 腰痛 10〜20秒の強く長い収縮が頻回になってくるが，やや不規則になることもある．この収縮が頸管開大を完全にする．直腸が押さえられた感じになり，娩出したい気持にかりたてられる	過敏性と怒りっぽさ 行動統制の困難 抑制のとれたような行動 疲労と眠気 記憶喪失感 1人残されることの不安，恐怖 しかし相互作用は，あまり望まない 落胆，激しい驚き フラストレーション かなり明白な内省的態度
	身体的な症状：足の痙攣，震え，悪寒，発汗，しゃっくり，あくび，げっぷ，膨腸，嘔気，嘔吐，骨盤内が引っ張られ，引き伸ばされる感覚，強度の腰痛	

表 2-10　産痛の強度の影響する因子

因　子	項　　目	内容（産痛を強く感じる）
分娩に関する因子	・陣痛 ・出産回数 ・既往分娩歴（前回の分娩体験の認識） ・前回の産痛の強度の認識 ・実母・姉妹の分娩体験の認識 ・疲労 ・分娩異常 ・分娩時の処置 ・分娩所要時間 ・陣痛促進薬・鎮痛薬・麻酔薬の使用 ・分娩時の不安・恐怖	・子宮収縮の持続時間，強度 ・初産 ・前回の分娩異常があった ・前回の産痛の強度の認識が強い ・家族に分娩異常の経験者があり，その話を聞いている ・破水，羊水混濁，胎児仮死がある ・処置を受けたもの ・分娩所要時間が長い ・促進薬の使用 ・不安や恐怖が強い
妊娠に関する因子	・妊娠異常，妊娠合併症	・異常がない（妊娠異常や合併症があるものは困難で痛みの強い分娩を予期しているが，分娩が普通に進行すると，産痛を弱く受け取る）
児に関する因子	・児体重 ・児の頭囲	・児体重が重い ・児の頭囲が大きい
背景因子	・年齢 ・体格 ・月経痛 ・結婚の有無 ・過去の痛みの経験	・年齢が高い ・体格が小さい ・月経痛が強い ・未婚 ・過去に強い痛みの経験を持つ
自己概念	・分娩をうまく処理する自信 ・自尊感情 ・性役割志向性 ・health locus of control（HLC）	・うまく処理する自信がない ・自尊感情が低い ・フェミニスト度が高い（妊娠や分娩を社会的役割遂行の妨げとして認識する） ・内部統制が強い
家族・医療従事者の因子	・婚姻上の関係 ・実母との親密度 ・医療従事者のサポート	・夫の立ち会いがない ・親密度が強い（実母との親密度が強いほど，産痛を意味のあるものと受け取り，産痛を強く認識する） ・サポートがない，1人で放置される ・不適切な言動，環境

（文献1より引用）

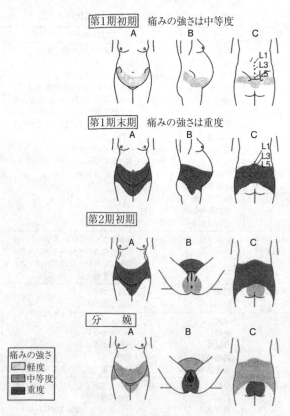

図 2-11 産痛の強度とその範囲

内臓痛は皮膚に投影される特徴を持つ(関連痛). 陣痛の第1期のはじめには鈍痛あるいは不快感として第11および第12胸髄皮膚分節に現れる.

第1期で, 子宮の収縮が増大してくると(子宮頸の拡張3〜4 cm)第11および第12胸髄皮膚分節での痛みはますます強くなり, 鋭く痙攣を起こすような痛みに変わる. また, その部位は第10胸髄および第1腰髄分節に広がり, 腰部から仙部の上半分, 腹部および上部大腿部に感じられる.　　　　(文献1より引用改変)

③ 産婦と胎児の健康状態

▶▶アセスメント

❶ 産婦の健康状態（well-being）
 ・一般状態
 ・栄養・水分摂取状態
 ・排泄状況
 ・睡眠／休息状態
 ・疲労状況
 ・産婦の心理状態
 ・分娩時のセルフケア
 ・周囲のサポート状況

❷ 胎児の健康状態（well-being）
 ・胎児心拍モニタリング
 ・羊水の性状
 ・胎児の体位，胎向

❶ 産婦の健康状態（well-being）

1. 一般状態
・体温，脈拍，呼吸，血圧を測定（図2-12）

2. 栄養・水分摂取状態
・糖質を中心とした食事が摂れているか，いつ，どのくらいの量を摂取しているか．
・水分は摂取されているか，摂取法は適切か．

3. 排泄状況
・尿量，尿回数，性状（尿たんぱく，尿糖の意味）．最終排便

175

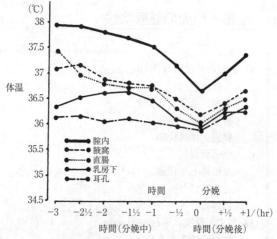

図 2-12　分娩時の体温変化(文献4より引用)

4. 睡眠／休息状態
・睡眠がとれているか，熟睡できているか，休息がうまくとれているか.

5. 疲労状況
・年齢，基礎体力，分娩開始からの経過時間，適正な栄養・水分量の摂取，睡眠時間などから判断

6. 産婦の心理状態(表2-9，10参照)

7. 分娩時のセルフケア
・身の回りのことができるか.
・痛みのコントロール，呼吸法ができているか.

8. 周囲のサポート状況
・夫立ち会い分娩の有無
・家族のサポート，役割と関わり

❷ 胎児の健康状態（well-being）

1. 胎児心拍モニタリング（p.55～60参照）

(1) 分娩監視装置を20分以上装着してモニタリングし，胎児心拍数波形のレベル分類をする（**表2-11, 12-①～⑤**）．レベル１の場合→次の分娩監視装置を使用するまで（６時間以内）は，15～90分ごとに間欠的児心拍聴取を行う．連続モニタリングも可．

表 2-11 胎児心拍波形のレベル分類

レベル表示	日本語表記	英語表記
レベル１	正常波形	normal pattern
レベル２	亜正常波形	benign variant pattern
レベル３	異常波形（軽度）	mild variant pattern
レベル４	異常波形（中等度）	moderate variant pattern
レベル５	異常波形（重度）	severe variant pattern

（文献5より引用）

表 2-12-① 基線細変動正常例

一過性徐脈 心拍数基線	なし	早発	変動 軽度	変動 高度	遅発 軽度	遅発 高度	遷延 軽度	遷延 高度
正常脈	1	2	2	3	3	3	3	4
頻脈	2	2	3	3	3	4	3	4
徐脈	3	3	3	4	4	4	4	4
徐脈（<80）	4	4		4	4	4	4	4

（文献5より引用）

表 2-12-② 基線細変動減少例

一過性徐脈 心拍数基線	なし	早発	変動 軽度	変動 高度	遅発 軽度	遅発 高度	遷延 軽度	遷延 高度
正常脈	2	3	3	4	3*	4	4	5
頻脈	3	3	4	4	4	5	4	5
徐脈	4	4	4	5	5	5	5	5
徐脈（<80）	5	5		5	5	5		

3*正常脈＋軽度遅発一過性徐脈：健常胎児においても比較的頻繁に認められるので「３」とする．ただし，背景に胎児発育不全や胎盤異常がある場合は「４」とする．　　　（文献5より引用）

表 2-12-③　基線細変動消失例

一過性徐脈	なし	早発	変動		遅発		遷延	
			軽度	高度	軽度	高度	軽度	高度
心拍数基線 にかかわらず	4	5	5	5	5	5	5	5

薬剤投与や胎児異常など特別な誘因がある場合は個別に判別する.
心拍基線が徐脈(高度を含む)の場合は一過性徐脈のない症例も「5」
と判定する.　　　　　　　　　　　　　　　　　　　(文献5より引用)

表 2-12-④　基線細変動増加例

一過性徐脈	なし	早発	変動		遅発		遷延	
			軽度	高度	軽度	高度	軽度	高度
心拍数基線 にかかわらず	2	2	3	3	3	4	3	4

心拍数基線が明らかに徐脈と判定される症例では表2-12-①の徐脈
(高度を含む)に準じる.　　　　　　　　　　　　　(文献5より引用)

表 2-12-⑤　サイナソイダルパターン

一過性徐脈	なし	早発	変動		遅発		遷延	
			軽度	高度	軽度	高度	軽度	高度
心拍数基線 にかかわらず	4	4	4	4	5	5	5	5

ⅰ)用語の定義は日本産科婦人科学会誌 55巻8月号, 周産期委員会報告に
よる.
ⅱ)ここでサイナソイダルパターンと定義する波形はⅰ)の定義に加えて
以下を満たすものとする.
①持続時間にして10分以上.
②滑らかなサインカーブとはshort term variabilityが消失もしくは著しく
減少している.
③一過性頻脈をともなわない.
ⅲ)一過性徐脈はそれぞれ軽度と重度に分類し, 以下のものを高度, それ以
外を軽度とする.
◇遅発一過性徐脈:基線から最下点までの心拍低下が15 bpm以上.
◇変動一過性徐脈:最下点が70 bpm未満で持続時間が30秒以上, または
最下点が70 bpm以上, 80 bpm未満で持続時間が60秒以上.
◇遷延一過性徐脈:最下点が80 bpm未満.
ⅳ)一過性徐脈の開始は心拍数の下降が肉眼で明瞭に確認できる点とし,
終了は基線と判定できる安定した心拍数の始まる点とする. 心拍数
の最下点は一連のつながりを持つ一過性徐脈の中のもっとも低い心
拍数とするが, 心拍数の下降の緩急を解読するときは最初のボトム
を最下点として時間を計測する.

　　　　　　　　　　　　　　　　　　　　　　　　(文献5より引用)

表 2-13　胎児心拍数波形分類に基づく対応と処置
（主に32週以降症例について）

波形レベル	対応と処置	
	医師	助産師*
1	A：経過観察	A：経過観察
2	A：経過観察 　　　　　または B：監視の強化．保存的処置の施行および原因検索	A：経過観察 B：連続監視．医師に報告する
3	B：監視の強化．保存的処置の施行および原因検索 　　　　　または C：保存的処置の施行および原因検索．急速遂娩の準備	B：連続監視．医師に報告する 　　　　　または C：連続監視．医師の立ち合いを要請．急速遂娩の準備
4	C：保存的処置の施行および原因検索．急速遂娩の準備 　　　　　または D：急速遂娩の実行．新生児蘇生の準備	C：連続監視．医師の立ち合いを要請．急速遂娩の準備 　　　　　または D：急速遂娩の実行．新生児蘇生の準備
5	D：急速遂娩の実行．新生児蘇生の準備	D：急速遂娩の実行．新生児蘇生の準備

＜保存的処置の内容＞
一般的処置：体位変換，酸素投与，輸液，陣痛促進薬注入速度の調整・停止など．
場合による処置：人工羊水注入，刺激による一過性頻脈の誘発，子宮収縮抑制薬の投与など．
*医療機関における助産師の対応と処置を示し，助産所におけるものではない．
（文献5より引用）

レベル1以外の場合→**表2-13**を参考に対応し，経過観察以外は連続モニタリングを行う．

(2) 連続モニタリングが必要な場合（**表2-14**）．

「経過観察」と判断されたリスクの低い産婦は分娩第1期は約30分間隔，分娩第2期は約15分間隔で胎児心拍数モニタリング評価を行う．

「監視の強化，保存的処置」と判断された産婦，ハイリスク産婦，子宮収縮剤使用中は，分娩第1期は約15分，分娩第2期は約5分間隔で胎児心拍数モニタリング評価を行う．

表 2-14 連続モニタリングが必要な場合

「経過観察」を満たしても連続モニタリングを行う場合		
実施すること等が強く勧められる(推奨レベルA)	実施すること等が勧められる(推奨レベルB)	実施すること等が考慮される(推奨レベルC)
子宮収縮薬使用中(ハイリスク妊娠) TOLAC(帝王切開後試験分娩)	分娩第2期の産婦 用量41mL以上のメトロイリンテル挿入中 無痛分娩中 38℃以上の母体発熱時(ハイリスク妊娠) 糖尿病合併 妊娠高血圧症候群妊娠,分娩中の低酸素状態が原因と考えられる脳性麻痺時,IUFD出産既往(概ね30週以上) 子癇既往 子宮体部への手術歴 胎位異常 推定体重<2,000g 胎児発育不全 多胎妊娠 低置胎盤	用量41mL以上のメトロイリンテル挿入中であっても陣痛が発来した場合 産婦が突然強い子宮収縮や腹痛を訴えた場合 (ハイリスク妊娠) CMV感染胎児 羊水過多,羊水過少 臍帯卵膜付着が診断されている場合 コントロール不良の母体合併症など
分娩監視装置を20分以上装着して評価する場合		
実施すること等が強く勧められる(推奨レベルA)	実施すること等が勧められる(推奨レベルB)	実施すること等が考慮される(推奨レベルC)
間欠的児心拍数聴取で,(一過性)徐脈,頻脈を認めたとき	破水時 羊水混濁あるいは血性羊水を認めたとき	分娩が急速に進行したり,排尿や排便後など,胎児の位置の変化が予測される場合(間欠的児心拍聴取でもよい)

(文献5を参考にして作成)

「急速遂娩準備,急速遂娩の実行」と判断された産婦は,連続的に胎児心拍数波形を監視する.

(文献5より引用)

①胎児心拍数（図2-13）

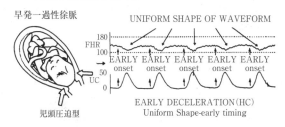

早発一過性徐脈

児頭圧迫型

UNIFORM SHAPE OF WAVEFORM

FHR 180 100 50 0

EARLY onset　EARLY onset　EARLY onset　EARLY onset　EARLY onset

UC

EARLY DECELERATION (HC)
Uniform Shape-early timing

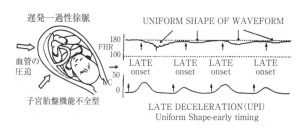

遅発一過性徐脈

血管の圧迫

子宮胎盤機能不全型

UNIFORM SHAPE OF WAVEFORM

FHR 180 100 50 0

LATE onset　LATE onset　LATE onset　LATE onset

UC

LATE DECELERATION (UPI)
Uniform Shape-early timing

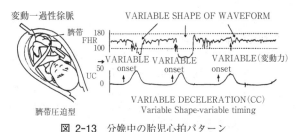

変動一過性徐脈

臍帯

臍帯圧迫型

VARIABLE SHAPE OF WAVEFORM

FHR 180 100 50 0

VARIABLE onset　VARIABLE onset　VARIABLE onset　VARIABLE（変動力）

UC

VARIABLE DECELERATION (CC)
Variable Shape-variable timing

図 2-13　分娩中の胎児心拍パターン

ホーン（Hon EH）のcardio toco gram：CTG（陣痛胎児心拍数図）.

2. 羊水の性状

・羊水の流出状態，性状（混濁の有無）の観察を行う（**表 2-15**）.

表 2-15　羊水胎児感染の診断

		疑い所見	陽性所見
母胎所見	体温	37.5〜38.0℃	38℃以上
	白血球数	経過中の上昇	20,000/mm³以上
	赤沈	経過中の上昇	100 mm/hr以上
	CRP（定性）	（±）	（＋）以上
	CRP（定量）	300〜900 μg/dL	1,000 μg/dL以上
	その他		子宮圧痛
羊水所見	性状	混濁	混濁・悪臭
	細菌数	10³個/mL未満	10³個/mL以上（穿刺検体）
胎児所見	Fetal biophysical score（FBS）		7点以下（特にNST0，FBM0）
	胎児心拍数図	160〜180 bpm未満	頻脈（180 bpm）基線の30 bpm以上の上昇

（文献6より引用）

3. 胎児の体位，胎向（表2-16, 17）

①胎勢異常：児の頭部が次第に胸壁を離れ児頭や脊柱が伸展・後彎する反屈位

②回旋異常：児の胎勢，児頭の形や大きさ，低体重児，頸部の異常，臍帯巻絡，骨盤の形と大きさ，尖腹などの連関によって起こる.

表 2-16　回旋異常

(a)第1回旋の異常

	所　見	予　後
頭頂位	内診で小泉門と大泉門が同じ高さに触れる	多くは後頭位に代わるが，前方前頭位で娩出，低在横低位で分娩停止のこともある
前方前頭位	内診で先進した大泉門を菱形のくぼみとして母胎の前方に触れる	後頭位または頭頂位で娩出，低在横低位で分娩停止のこともある
顔　位	内診で眼・鼻・口・頤などを触れる	頤が母体の前方に回旋すれば自然分娩も可能，頤が後方に向いた頤後方顔位では自然分娩は不可能
額　位	外診で頤を触れる，内診で前頭縫合を触れ，その延長線上に大泉門，反対側に鼻根／眼窩が触れる	一般的には経腟分娩は不可能，途中で後頭位か顔位に変化し経腟分娩に

(b)第2回旋の異常

	所　見	予　後
後方後頭位	内診で小泉門を後方に触れ，矢状縫合が骨盤縦経に一致する	後頭が前方に回旋するか，そのまま極度の屈位で娩出，持続性後方後頭位だと分娩停止する場合もある
低在横定位	骨盤底に児頭の先進部が触れ，矢状縫合が骨盤横径に一致し，下降が停止する	微弱陣痛や扁平骨盤・扁平仙骨で起こりやすい，児頭が骨盤に比べ小さければ，強い陣痛が起これば自然娩出

表 2-17 胎位・胎勢異常の診断と分娩経過一覧表

	（第1）後頭位*	（第1）前頭位*	（第1）額位*	（第1）顔位*	（第1）骨盤位
外　診	頭下，臀上，背左，心音は左	同　左	同左，ただし心音は右(胸部)不明瞭	頭と背の間に溝，心音は右(胸部)	頭上，臀下，背左，心音は臍の左
内診先進部	小泉門	大泉門	額	顔面，頤部	臀部，下肢
入口部	小泉門は低・左前，大泉門は高・右後，矢状縫合は横径，または第1斜径に一致	小泉門は高・左後，大泉門は低・右前，矢状縫合は横径，または第2斜径に一致	大泉門・前顱は低く先進する．小泉門は触れない	大小泉門は触れない．顔軸は横径または第2斜径．頤部は右前，前頭縫合は左後	臀部または下肢下降，臀幅が骨盤横径または第2斜径に一致
闊　部	小泉門が左前に回る矢状縫合は第1斜径	小泉門が左後，大泉門が右前に回る．矢状縫合は第2斜径	前頭縫合が第2斜径に一致	顔軸は第2斜径に一致	臀部横径が第2斜径または前後径
峡　部出口部	矢状縫合は前後径．小泉門は前，大泉門は後	矢状縫合は前後径．大泉門は前，小泉門は後	前頭縫合は前後径．鼻根が前，大泉門は後	顔軸は前後径．頤部が前，額が後	臀部横径が前後径
恥骨弓下	小泉門	大泉門	鼻　根	頤　部	下肢または臀部
支持点	頭部(後頭結節)	眉　間(前頭結節)	上　顎	前頭(舌骨)	前方の腸骨
出　現	後頭(第3回旋)	前頭・後頭(第3回旋)，顔面(第3回旋の2)	額，前頭(第3回旋)，顔面(第3回旋の2)	顔面・額・前頭	腰部測彎・後方の臀部または下肢
会陰をすべるもの	前頭，額，顔面，頤部	後　頭	後　頭	額，前頭，後頭(第3回旋)	大　腿
顔面の向かう方向	右	右	右	右	右
肩　甲	右肩先進，前方に回る	同　左	同　左	同　左	
	闊部で第2斜径，峡出口は前後径	闊部で第1斜径	同　左	同　左	
産　瘤	小泉門付近の右	大泉門の右	顔の右	顔面，口角，頬の右	左の坐骨結節周囲または下肢
児頭径線	小斜径が短，大斜径が長	前後径が短，小斜径が長	大斜径が短，小斜径が長	上下方向に短，前後径大	
児頭娩出面周囲，頭形	小斜径周囲(32cm)，長頭蓋	前後径周囲(33cm)，短頭蓋	大斜径周囲(35cm)，三角形	気管支頤頭周囲(34cm)，鞍状	

*それぞれ前方後頭位，前方前頭位，前方額位，前方顔位を示す．
　1)頤部後方順位(後方順位)は自然分娩不能．　2)頭囲の頻度……全分娩の95%
(文献7より引用)

4 分娩進行にともなう 産婦・胎児の正常逸脱の診断

❶ 分娩遷延にかかわるアセスメント

1. 遷延分娩に影響する因子

(1) 子宮口の開大異常の有無（**図2-14**）

(2) 胎児下降・回旋異常の有無

　① 児頭骨盤不均衡（cephalopelvic disproportion：CPD）を疑うべき対象（**表2-18**）

　② 回旋異常にともなう矢状縫合の方向（**図2-15**）

(3) 陣痛異常の有無（**表2-19，図2-16**）

(4) 産婦の水分摂取不足

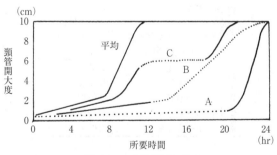

図 2-14　分娩遷延の様式

A：緩徐期の遷延

B：活動期の遷延

C：頸管開大の一時的停止

表 2-18 CPDを疑うべき対象

1. 初産婦で妊娠36週以降に先進児頭の浮動を示すもの
2. 尖腹，懸垂腹↑
3. 身長150 cm以下，特に145 cm以下のもの
4. 子宮底長36 cm以上，特に38 cm以上で巨大児が疑われるもの
5. 骨盤外計測値が正常値より1 cm以上短縮しているもの
6. 脊柱，骨盤などの骨あるいは関節の疾患，外傷などによる高度の骨盤変形などのあるもの
7. 帝王切開，鉗子分娩，困難な吸引分娩などの既往があるもの
8. 分娩開始後長時間を経ても児頭の下降徴候のみられないもの
9. 内診により骨盤腔の狭小，変形やCPDが疑われるもの
10. 高年初産，長期不妊で治療を受けた既往のあるもの

表 2-19 遷延分娩の考え方

項　目		所要時間
I + II	初産婦	30時間以上
	経産婦	15時間以上
	破水〜児娩出時間 （除前期破水）	8〜12時間
子宮口開大	3 cm→不変	4〜8時間
	3 cm→6 cm	16時間
	7 cm→不変	2〜4時間
	7 cm→ほとんど不変	8時間
	10 cm→未分娩	4時間
会陰〜児頭距離	6 cm→不変	8時間
	6 cm→未分娩	16時間
	4 cm→不変	4時間
	4 cm→未分娩	8時間
	2 cm→未分娩	2時間

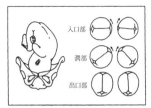

前方後頭位

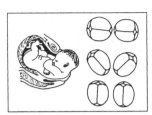

後方後頭位

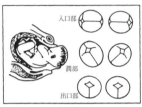

前方前頭位

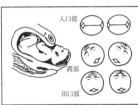

額位

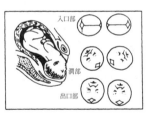

顔位（顎部前方）

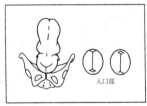

高在縦定位

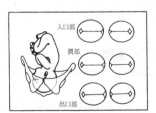

低在横定位（中在横定位）

図 2-15　前方後頭位（文献8より引用）

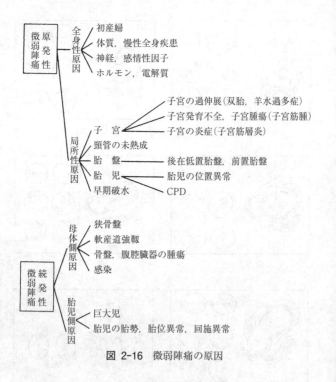

図 2-16 微弱陣痛の原因

❷ Non-reassuring fetal status

1. 胎児モニタリング・胎児血液ガスからのアセスメント

(1)妊娠期-胎児の健康状態(p.52～80参照)

❸ 常位胎盤早期剥離

胎盤が妊娠中または分娩経過中の胎児娩出前に子宮壁から剥離すること.

(1)リスク因子：妊娠高血圧症候群，高血圧合併妊娠，胎児奇形，FGR，常位胎盤早期剥離の既往，前期破水，感染(絨毛羊膜炎)，喫煙，薬物使用(アスピリン，

コカイン），機械的外力（打撲，骨盤位外回転など），
臍帯過短，代謝異常（高ホモシスチン血症，葉酸欠乏）

(2) 重症度と症状（**表2-20**）

(3) 診断項目：少量の持続性出血（暗赤色，非凝固性），持
続的な子宮収縮／陣痛（さざなみ様），CTG上の異常
（Variabilityの消失，Variable deceleration），超音波
所見（**表2-21**）

表 2-20　早剥の重症度分類：ページ（Page）の分類

重症度		症　状	胎盤剥離面	頻度
頻　度	0度	臨床的に無症状，児心音は大抵良好，娩出胎盤観察により確認	30％以下	8％
	1度	性器出血は中等度（500 mL以下），軽度子宮緊張感，児心音時に消失，たんぱく尿はまれ		14％
中等症	2度	強い出血（500 mL以上），下腹痛をともなう．子宮硬直あり，胎児は入院時死亡していることが多い たんぱく尿が時に出現	30〜50％	59％
重　症	3度	子宮内出血，性器出血著明，子宮硬直著明，下腹痛，子宮底上昇，胎児死亡，出血性ショック，凝固障害の併発，子宮漿膜面血液浸潤，たんぱく尿陽性	50〜100％	19％

（文献9より引用）

表 2-21　早剥の超音波所見：ヤッフェ（Jaffe）の分類

(1) retroplacental anechoicity：胎盤後血腫像（頻度23％）

(2) intraplacental anechoicity：胎盤内血腫像（頻度47％）

(3) placental thickness：胎盤の厚さが5.5 cm以上に肥厚

(4) edge abnormalities　（頻度33％）
　　　round shape：胎盤が丸みを帯びている像
　　　separated edge：胎盤辺縁が剥離する像

（文献9より引用）

II. 分娩第2期のアセスメント

1 分娩の進行と産婦・胎児の健康状態

▶▶アセスメント
❶ 分娩進行状態の診断と分娩時間の予測
❷ 産婦と胎児の健康状態の診断
❸ 分娩進行にともなう産婦・胎児の正常逸脱の診断

❶ 分娩進行状態の診断と分娩時間の予測

1. 分娩準備開始までの経過

分娩第1期(p.160～189参照)と同様に, 内診, 外診(触診, 視診)で, 以下の項目をアセスメントしながら, 分娩室入室および分娩の準備開始時期を判断する.

(1)基本情報のアセスメント
(2)陣痛のアセスメント
(3)内診による子宮頸管成熟度のアセスメント
(4)破水によるアセスメント
(5)外診によるアセスメント
(6)産婦の様子からのアセスメント
↓
分娩室入室・分娩の準備

❷ 産婦と胎児の健康状態の診断

1. 産婦の心理状態(表2-22)

表 2-22　母体の適応行動

徴　候	精神的反応
1）全開大 　いきみ 　産道拡張感	興奮して積極的に協力する意欲 間欠時の睡眠 理解と助力の必要を感ずる
2）児頭骨盤底下降 　圧迫感が強まる	強い痛みの発来を予期する 苦痛にがまんできない 欲求不満
3）会陰伸展	いらだち，自信をなくさせる 精神的，肉体的疲労
4）児頭発露 　会陰保護の必要 　破裂・灼熱感	驚き 不快と心配が自制を失わせる
5）児頭娩出	救われた気持 完全に自分を取りもどす
6）胎児娩出	満足感 新生児に関する関心（奇形の有無，男女別，大きいか，小さいかなど） 緊張感がしだいに取れる

（表は分娩第2期の徴候をまとめたもの）

| 分娩第3期 | リズミカルな収縮があり，強さは減ってくる
腹部は敏感になり胎盤は娩出される | |
| 分娩直後 | 悪寒・空腹
のどのかわき
敏感な子宮 | 幸福感，よく産むことができたと不思議に思う
驚嘆すべきものごと，誇り・感謝 |

（文献10より引用）

❸ 分娩進行にともなう産婦・胎児の正常逸脱の診断

1.肩甲難産：児頭が娩出された後，通常の軽い牽引で肩甲が娩出されない状態

(1)原因：児の肩幅が異常に広く強靱なとき，肩甲の回旋に異常をきたした場合，児の胸郭が異常に大きい場合など（表2-23）

(2)リスク因子(**表2-24**)

表 2-23　肩甲難産に対するリスク・スコア

a.

要　素	0点	1点	2点
推定胎児体重(kg)	>4.3	4.3～3.8	<3.8
妊娠中の母体体重増加(kg)	>16	16～11	<11
母体の現体重(kg)	>82	82～68	<68
ブドウ糖負荷試験の結果	異常	境界線	正常
妊娠週数(週数)	>42	42～41	>41

b.

要　素	0点	1点	2点
分娩第2期	遷延	境界線	正常
出生体重(kg)	>4.3	4.3～3.8	<3.8
鉗子・吸引分娩の適応	骨盤中位	骨盤中位～低位	骨盤低位
分娩第1期	停止	遷延	正常
分娩開始前のリスク・スコア	1～4	5～7	8～10

※0～3:リスクが高い，4～7:中程度のリスク，8点
　以上:リスクなし．

（文献8より引用）

表 2-24　肩甲難産のリスク因子

分　娩　前	分　娩　中
1. 巨大児	1. 分娩第2期遷延
2. 糖尿病	2. 陣痛促進剤使用
3. 母体肥満	3. 中在鉗子あるいは吸引分娩
4. 母体体重過剰増加	
5. 過期妊娠	
6. 母体高年齢	
7. 既往肩甲難産	
8. 既往巨大児分娩	
9. 扁平骨盤，狭骨盤，変形骨盤	

（文献11より引用）

(3)娩出のための工夫：十分な会陰切開，恥骨上部圧迫，
　　マクロバーツ(Mc Roberts)体位(**図2-17**)，ウッズ
　　(Woods)のスクリュー法，ルビン(Rubin)法，シュワ
　　ルツ(Schwartz)法(後在腕娩出法)，四つん這い法(**図
　　2-18**)，ザバネリ(Zavenelli)法(頭部再配置法)，恥骨
　　結合切開法，子宮切開法

2. その他，児頭娩出後に後続の躯幹が出にくい原因

　過短臍帯，巨大児，結合体，子宮収縮輪，肩甲難産など．

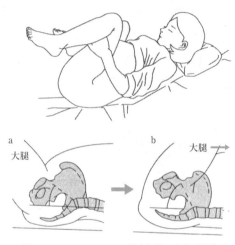

図 2-17　マクロバーツ法(文献11より引用)
大腿を "b" のように腹部の方へ強く屈曲させる
ことにより，腰椎と仙骨がほぼ一致して水平にな
り，恥骨結合は上方に動いて骨盤入口角が減少し，
前在肩甲が解除される．

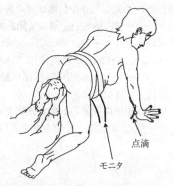

図 2-18 四つん這い法（文献11より引用）
体位を変えることにより胎児の位置，圧力が
変化し，骨盤平面も広くなる．

Ⅲ. 分娩第3期のアセスメント

1 産婦の健康状態の診断

> ▶▶アセスメント
> ❶ 一般状態のアセスメント
> ❷ 胎盤剥離・娩出状態のアセスメント

❶ 一般状態のアセスメント（表2-25）
1. 子宮復古の状態
2. 栄養・水分状態
3. 排泄状態
4. 疲労状態
5. 産婦の心理状態
6. 周囲のサポート

❷ 胎盤剥離・娩出状態のアセスメント
(1) 胎盤娩出様式
- Schultze（シュルツ）様式：胎児面からの排出様式
  70〜80%
- Duncan（ダンカン）様式：母体面からの排出様式
  5〜10%
- Gessner（ゲスナー）様式：混合型

表 2-25 褥婦の身体的評価

産　後	産後 1 〜24時間
乳　房	・軟らかく，圧痛(−)，腫瘤(−) ・乳輪は黒ずんでいる．乳首は柔らかく，亀裂はない ・乳首への刺激によって子宮の収縮を促す
子　宮	・分娩後，復古が始まり，子宮底は臍下レベル，子宮は1,000 g ・子宮緊張は硬く，マッサージによって収縮 ・子宮筋の収縮は強く，規則的である．徐々に頻度と強さは減少 ・中央に位置している．もし右側にあれば膀胱による圧迫が考えられる ・触診すると軽度圧痛あり
会　陰	・分娩中に起こった直腸や会陰組織の拡張によって，骨盤筋のたるみをきたし，痔や外陰の静脈瘤の悪化をきたす ・会陰切開（会陰裂傷/切開）による腫脹と不快感あり ・痔静脈や叢が破れるため，または止血が不十分なため血腫をつくる
悪　露	・紅色悪露は暗赤色で，血液・胎盤・脱落膜の壊片を含んでいる ・量は中程度で生々しい臭いがある ・流れている．新鮮で大量の悪露や凝血塊は異常である
泌尿器系	・膀胱の過拡張やアトニーは容量の増加と外傷による2次的な神経麻痺によって起こる ・拡張は子宮が右側に偏位することによってわかる ・骨盤の痛みの恐怖のために，排尿反射が障害される ・100 mL以下の排尿は膀胱内での残存を疑わせる
水代謝	・体重はすぐに4.5〜5.5 kg減る
胃腸系	・腸管の運動も徐々に元に戻る ・麻酔は蠕動運動を遅くする ・分娩進行中の禁食や浣腸によって，便は減少する

(2) 胎盤剥離徴候
- Kustner（キュストナー）徴候
  恥骨結合上縁で腹壁を骨盤内に圧入する．胎盤が剥離
  している場合，腟外の臍帯は上方に引きこまれない．
- Ahlfeld（アールフェルド）徴候
  胎児娩出直後，臍の会陰に接した部位につけた（鉗子）
  が胎盤の剥離下降とともに次第に下降する．目標は会
  陰から15 cm以下に下降する．
- Strassmann（ストラスマン）徴候
  片手の2本の指の間に臍帯をつまみ，他手で子宮底を
  軽く打ち衝撃を与え，その衝撃が2指間の臍帯に伝わ
  れば，胎盤は付着，感じなければ剥離している．
- Mikulicz-Radecki（ミクリッツ-ラディッキ）徴候
  胎盤が完全に剥離し，腟内に滞留すると便意を催す．
- Schröder（シュレーダー）徴候
  胎盤剥離後は，球状の子宮体が少し幅が狭くなり，子
  宮底が上昇かつ右傾する．

(3) 分娩損傷の有無（**表2-26**）

表 2-26 分娩による母体損傷

骨産道損傷	1）恥骨結合離開および破裂 　頻度：0.1〜0.6％．X線，視診，触診による症状の検索 2）仙腸関節損傷 　障害の程度に応じた疼痛，下肢の運動障害，X線診断
軟産道損傷	1）子宮破裂 　頻度：1/635〜1,136，全破裂：不全破裂＝9：1，経産婦は初産婦の9倍，分娩時に発生 　①全子宮破裂：前駆症状（切迫破裂症状），子宮破裂の典型的臨床症状，外診，内診による特徴的所見 　②不全子宮破裂：非定型的症状，一般に軽症，腹膜下血腫形成，セイラー（Thaler）徴候 2）頸管裂傷 　頻度：初産婦は1.2％，経産婦は0.5％（福岡，1969），3時および9時の部位に多発 3）腟裂傷 　①非穿孔性裂傷：会陰裂傷に続発，腟の下1/3の縦走裂傷 　②穿孔性裂傷：頸管裂傷に続発，子宮手術などの合併症，腟円蓋，腟上半部に多発，重症になりやすい（大出血） 4）会陰裂傷 　①会陰裂傷第1度：会陰皮膚，粘膜，筋膜など表層組織のみの損傷 　②会陰裂傷第2度：表層組織に加え，筋層も損傷，肛門括約筋は健全，会陰切開に続発 　③会陰裂傷第3度：肛門括約筋，直腸腟中隔をも損傷，肛門，直腸粘膜は健全 　④会陰裂傷第4度：会陰の損傷，破裂，裂傷に加え，肛門粘膜および直腸粘膜の損傷 5）腟深部結合組織の損傷 　膀胱腟隔膜，卵巣堤索，仙骨子宮靱帯の損傷，子宮脱，直腸脱，膀胱脱の原因 6）腟および外陰血腫 　頻度：1/1,500〜2,000．高年齢産婦に多発．静脈の破綻から血腫形成まで数時間 7）圧迫による損傷 　分娩第2期の遷延が原因．軟産道長時間圧迫による組織壊死，局所症状，瘻孔形成

（文献3より引用）

② 分娩後の正常逸脱の診断

> ▶▶アセスメント
> ❶ 異常出血の有無のアセスメント
> ❷ 羊水塞栓症

❶ 異常出血の有無のアセスメント(表2-27～31, 図2-19)

❷ 羊水塞栓症(図2-20)

羊水成分（羊水，羊水中胎児由来細胞，胎便など）が母体血中に流入し，急性呼吸循環不全をきたす疾患あるいは症候群.

(1) 臨床症状：分娩第1期後半あるいは分娩直後に起こる，突然の呼吸困難と胸痛，痙攣，血圧低下，出血などで発症，瞬時にしてチアノーゼ→ショック→多量の性器出血をともなったDIC→1時間以内に半数が死亡

(2) 診断基準(表2-32)

(3) リスク因子

35歳以上，誘発分娩，帝王切開，吸引分娩，鉗子分娩，羊水過多症，頸管裂傷，子宮破裂，前置胎盤，胎盤早期剥離，子癇，胎児機能不全

(文献12より引用)

表 2-27 ショックの発生を予知せしめる症状

〈出血性ショック(90%)〉
- 妊娠初期, 中期の出血
  流産, 子宮外妊娠, 人工妊娠中絶にともなう出血胞状奇胎
- 妊娠末期, 周産期の出血
  前置胎盤, 常位胎盤早期剥離, 子宮破裂, 弛緩出血, 凝固
  障害, 産道破裂, 静脈瘤破裂, 子宮内反症, 胎盤剥離不全
〈非出血性ショック〉
- 羊水塞栓症, 敗血症(エンドトキシンショック)
- 麻酔や薬物, 肺梗塞
- eclampsia, 仰臥位低血圧症候群, 急性肝不全
- HELLP症候群

表 2-28 ショックの治療時の検査

1) 最小限必要な検査

・血圧	・尿量
・心拍数	・血液一般, 血沈
・中心静脈圧	・動脈血pH

2) 状況が許せば可及的に行うべき検査
- 動脈血酸素分圧
  動脈血炭酸ガス(二酸化炭素)分圧
- 血液凝固能検査
  プロトロンビン時間, 部分トロンボプラスチン時間
  トロンボテスト, clot observation test
- 血液生化学検査
  総たんぱく量, A/G比, GOT, GPT, LDH, BUN, creati-
  nine, 血糖値, 電解質
- 胸部X線
- ECG

表 2-29 分娩時に異常出血を起こす主要疾患の鑑別

観察事項＼疾患別		子宮頸管裂傷	腟壁裂傷 会陰裂傷	癒着胎盤	胎盤・部遺残	弛緩出血	静脈瘤の破裂	凝固、線溶系の異常
症状	出血の時期、状態、性状	児娩出直後より鮮紅色の外出血が拍動性をもって少量～大量持続的に出血する	児娩出直後より鮮紅色の外出血が少量～中等量で持続的に出血する	児娩出後より暗赤色の外出血が中等量～大量波状的に出血する	胎盤娩出後、暗赤色の外出血が中等量～大量波状的に出血する	胎盤娩出後、または一定時間後に暗赤色の外出血が、中等量～大量波状的に出血する	児娩出後、とくに妊娠後期に鮮紅色の外出血が、中等量～大量波状的に出血する、ときどき血腫を形成する	一般に胎盤娩出後、鮮紅色～赤色の血が、内・外出血として波状的に大量出血する、凝固性に乏しい
	子宮、胎盤	胎盤は完全に娩出し、子宮の収縮は良好	胎盤は完全に娩出し、子宮の収縮は良好	胎盤は娩出せず子宮は大きく柔らかい	胎盤の一部が残存し、子宮はやや大きく柔らかい	胎盤は娩出されているが、子宮の収縮不良で、大きく柔らかい	胎盤は完全に娩出し、子宮収縮良好	胎盤は娩出されているが、子宮の収縮は不足のことがある
検査および診察所見	全身状態	良好～出血に比例して重篤	良好	出血に比例する	出血に比例する	出血に比例～重篤になる	出血に比例～重篤になる	出血に比例して重篤になる
	内診、視診	損傷部位を認める	損傷部位を認める	子宮腔内からの出血	子宮腔内からの出血、子宮腔内に血塊	子宮腔内からの出血、子宮腔内に血塊	胎盤娩出部位、ときには血腫形成	正常
	血液の凝固能	正常	正常	正常	正常	正常	正常	溶解しやすい

（文献1より引用）

表 2-30　産科DICスコア

以下に該当する項目の点数を加算し，8～12点：DICに進展する可能性
が高い．13点以上：DICと判定する．

基礎疾患		点数	臨床症状		点数	検　査	点数
早剥	（児死亡）	5	急性腎不全	（無尿）	4	FPD　　：10μg/dL以上	1
〃	（児生存）	4	〃	（乏尿）	3	血小板　：10万mm³以下	1
羊水閉塞	（急性肺性心）	4	急性呼吸不全	（人工換気）	4	フィブリノーゲン：150 mg/dL以下	1
〃	（人工換気）	3	〃	（酸素療法）	1	PT　　　：15秒以上	1
〃	（補助換気）	2	臓器症状	（心臓）	4	出血時間：5分以上	1
〃	（酸素療法）	1	〃	（肝臓）	4	その他の検査異常	1
DIC型出血	（低凝固）	4	〃	（脳）	4		
〃	（出血量：2L以上）	3	〃	（消化器）	4		
〃	（出血量：1～2L）	1	出血傾向		4		
子癇		4	ショック	（頻脈：100以上）	1		
その他の基礎疾患		1	〃	（低血圧：90以下）	1		
			〃	（冷汗）	1		
			〃	（蒼白）	1		

（文献5より引用）

表 2-31　分娩第3期とその直後の異常出血に対する止血手順

1. 異常出血があったら－ただちに－　　・血管確保
　　↓　　　　　　　　　　　　　　　　・輸液開始（乳酸加リンゲル液など）
2. 胎盤を調べる－不完全なら－　　　　・胎盤の残りを除去
　　↓
3. 子宮収縮が不良なら→　　　　　　　・子宮体の双手圧迫．子宮内反の確認
　　↓　　　　　　　　　　　　　　　　・子宮収縮剤の投与
4. 子宮収縮が良好なら→　　　　　　　・裂傷性出血を疑い，軟産道の検査・縫合
　　↓
5. それでも出血が続くなら→　　　　　・凝固障害を疑い，血液検査と輸血の準備
　　↓　　　　　　　　　　　　　　　　・後腹膜下への出血の有無の確認
6. どうしても止血しないなら→　　　　・応急的止血処置（腟内タンポン，双手圧迫）
　　↓　　　　　　　　　　　　　　　　・DIC以外の凝固障害も疑ってみる
7. 最終処置（開腹手術）

（文献13より引用）

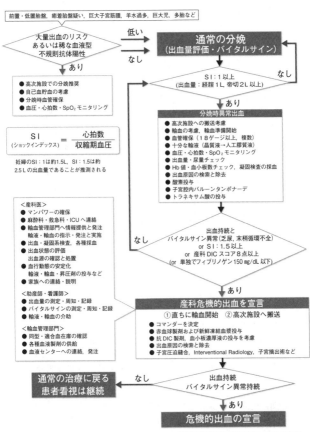

前置・低置胎盤，癒着胎盤疑い，巨大子宮筋腫，羊水過多，巨大児，多胎など

大量出血のリスク
あるいは稀な血液型
不規則抗体陽性

低い →
なし →

通常の分娩
（出血量評価・バイタルサイン）

あり

● 高次施設での分娩推奨
● 自己血貯血の考慮
● 分娩時血管確保
● 血圧・心拍数・SpO₂ モニタリング

SI：1以上
（出血量：経腟 1 L，帝切 2 L 以上）

なし →

あり

分娩時異常出血
● 高次施設への搬送考慮
● 輸血の考慮，輸血準備開始
● 血管確保（18ゲージ以上，複数）
● 十分な輸液（晶質液→人工膠質液）
● 血圧・心拍数・SpO₂ モニタリング
● 出血量・尿量チェック
● Hb 値・血小板数チェック，凝固検査の採血
● 出血原因の検索と除去
● 酸素投与
● 子宮腔内バルーンタンポナーデ
● トラネキサム酸の投与

$$\text{SI}_{(\text{ショックインデックス})} = \frac{\text{心拍数}}{\text{収縮期血圧}}$$

妊婦のSI：1は約1.5L，SI：1.5は約
2.5 Lの出血量であることが推測される

＜産科医＞
● マンパワーの確保
● 麻酔科・救急科・ICU へ連絡
● 輸血管理部門へ情報提供と発注
　輸液・輸血の指示・発注と実施
● 出血・凝固系検査，各種採血
● 出血状態の評価
　出血源の確認と処置
● 血行動態の安定化
　輸液・輸血・昇圧剤の投与など
● 家族への連絡・説明

＜助産師・看護師＞
● 出血量の測定・周知・記録
● バイタルサインの測定・周知・記録
● 輸液・輸血の介助

＜輸血管理部門＞
● 同型・適合血在庫の確認
● 各種血液製剤の供給
● 血液センターとの連絡，発注

なし

出血持続と
バイタルサイン異常（乏尿，末梢循環不全）
or SI：1.5以上
or 産科 DIC スコア8点以上
(or 単独でフィブリノゲン150 mg/dL 以下)

あり

産科危機的出血を宣言
① 直ちに輸血開始　② 高次施設へ搬送

● コマンダーを決定
● 赤血球製剤および新鮮凍結血漿投与
● 抗 DIC 製剤，血小板濃厚液の投与を考慮
● 出血原因の検索と除去
● 子宮圧迫縫合，Interventional Radiology，子宮摘出術など

通常の治療に戻る
患者看視は継続

なし ←

出血持続
バイタルサイン異常持続

あり

危機的出血の宣言

「産科危機的出血への対応指針 2017」を参照

図 2-19　産科危機的出血への対応フローチャート
　　　　（文献5より引用）

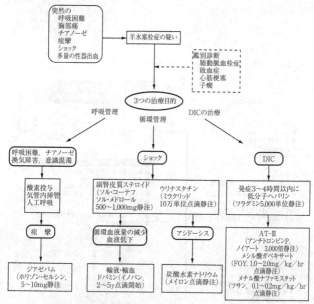

図 2-20 羊水塞栓症の初期治療フローチャート（文献14より引用）

表 2-32 羊水塞栓症の診断基準

1. 臨床所見
   ①急激な血圧下降または心停止
   ②急激な低酸素（呼吸困難，チアノーゼ，呼吸停止）
   ③原因不明の産科DICあるいは多量出血
   ④上記症状が分娩中，帝王切開時，D&C時，分娩後30分以内に発生
2. 母体への羊水流入の証明
   ①剖検における肺組織中の羊水成分の証明
   （扁平上皮，毛髪，胎脂，ムチン，胆汁様物質など；ムチン染色・STN染色も有用）
   ②母体血スメアによる羊水成分の証明（できれば右心静脈血：Buffy coatが望ましい）
   ③母体血中STN（sialyl Tn）高値
   ④母体血中コプロポルフィリン高値（遮光保存）

(文献14より引用)

③ 早期母子接触時のアセスメント

> ▶▶アセスメント
> ❶ 産婦の反応と疲労
> ❷ 新生児の胎外生活への適応状態
> ❸ 家族の反応と支援

❶ 産婦の反応と疲労 (表2-33~35)

❷ 新生児の胎外生活への適応状態 (表2-33~35)

❸ 家族の反応と支援

● 早期母子接触

(1) 定　義

出生直後に分娩室で行われる母子の早期接触のことで，「early skin-to-skin contact」または「Birth Kangaroo Care」ともいう.

(2) 実施方法 (**表2-35**, **図2-21**)

経腟分娩を対象とした実施方法を示す.

① バースプラン作成時に「早期母子接触」についての説明を行う. 事前の説明は家族に対しても十分に説明し，同意を受ける.

② 出生後できるだけ早期に開始する. 30分以上, もしくは児の吸啜まで継続することが望ましい.

③ 継続時間は上限を2時間以内とし，児が睡眠したり，母親が傾眠状態となった時点で終了する.

④ 分娩施設は早期母子接触を行わなかった場合の母子のデメリットを克服するために，産褥期およびその後の育児に対する何らかのサポートを講じることが求められる．

表 2-33　適応基準

母　親	新生児
・本人が「早期母子接触」を実施する意思がある ・バイタルサインが安定している ・疲労困憊していない ・医師，助産師が不適切と認めていない	・胎児機能不全がなかった ・新生児仮死がない〔1分・5分アプガー（Apgar）スコアが8点以上〕 ・正期産新生児 ・低出生体重児でない ・医師，助産師，看護師が不適切と認めていない

（文献15を参考にして作成）

表 2-34　中止基準

母　親	新生児
・傾眠傾向 ・医師，助産師が不適切と判断する	・呼吸障害(無呼吸，あえぎ呼吸を含む)がある ・SpO₂が90%未満となる ・ぐったりし活気に乏しい ・睡眠状態となる ・医師，助産師，看護師が不適切と判断する

（文献15を参考にして作成）

表 2-35　実施方法

母　親	新生児
・「早期母子接触」希望の意思を確認する ・上体挙上する(30度前後が望ましい) ・胸腹部の汗を拭う ・裸の赤ちゃんを抱っこする ・母子の胸と胸を合わせ両手でしっかり児を支える	・ドライアップする ・児の顔を横に向け鼻腔閉塞を起こさず，呼吸が楽にできるようにする ・温めたバスタオルで児を覆う ・パルスオキシメータのプローブを下肢に装着するか，担当者が実施中付き添い，母子だけにはしない ・以下の事項を観察，チェックし記録する 　✓呼吸状態：努力呼吸，陥没呼吸，多呼吸，呻吟，無呼吸に注意する 　✓冷感，チアノーゼ，バイタルサイン(心拍数，呼吸数，体温など) 　✓実施中の母子行動 ・終了時にはバイタルサイン，児の状態を記録する

（文献15を参考にして作成）

生後時間	10分		30分		60分		90分		120分
時刻	：	：	：	：	：	：	：	：	：
児のバイタルサイン	ピンク	ピンク	ピンク	ピンク	ピンク	ピンク	ピンク	ピンク	ピンク
皮膚色	紅潮	紅潮	紅潮	紅潮	紅潮	紅潮	紅潮	紅潮	紅潮
	暗紫色	暗紫色	暗紫色	暗紫色	暗紫色	暗紫色	暗紫色	暗紫色	暗紫色
	蒼白	蒼白	蒼白	蒼白	蒼白	蒼白	蒼白	蒼白	蒼白
チアノーゼ	口唇	口唇	口唇	口唇	口唇	口唇	口唇	口唇	口唇
	顔面	顔面	顔面	顔面	顔面	顔面	顔面	顔面	顔面
	四肢	四肢	四肢	四肢	四肢	四肢	四肢	四肢	四肢
	全身	全身	全身	全身	全身	全身	全身	全身	全身
多呼吸（呼吸数60以上）	有 無	有 無	有 無	有 無	有 無	有 無	有 無	有 無	有 無
呼吸障害	有 無	有 無	有 無	有 無	有 無	有 無	有 無	有 無	有 無
SpO₂									
HR									
BT（直腸）									
児の覚醒状態									
高度に眠りがち									
眠りがち									
安静覚醒（母親の上にいる）									
動的覚醒									
啼泣									
顔の位置　側方									
正面									
母親の覚醒状態									
覚醒									
傾眠									
睡眠									
授乳行動									
なし									
お乳を吸わせようとしている									
介入（具体的に）									
担当者サイン									

図 2-21　分娩直後の皮膚接触関与的観察票の例（文献15より引用）

付録
═WHOの59箇条「お産のケアの実践ガイド」═

1.明らかに有効で推奨されるべきこと

① どこで，だれの立ち会いで出産するかについて，妊婦自身が立てた計画を一緒に練り，夫もしくはパートナー，できれば家族にも知らせる

② 妊婦のリスクの評価を妊婦健診のたびごとに，さらには陣痛開始後初めて介助者に接触してから出産終了まで，再評価を繰り返す

③ 産婦の心身の健康状態を，陣痛・分娩および分娩後を通して監視する

④ 陣痛，分娩中に産婦に飲み物を勧める

⑤ 出産場所について，女性のインフォームド・チョイスを尊重する

⑥ 安全に出産できそうな場所で，安心して自信が持てるところなら，もっとも末端の立場でのケアを提供する

⑦ 出産場所の産婦のプライバシーを保つ権利を尊重する

⑧ 陣痛・出産中は，介助者が産婦を温かくサポートする

⑨ 分娩中，産婦に付き添う人物を産婦が選択することを尊重する

⑩ 求める限りの情報と説明を提供する

⑪ マッサージや弛緩法など，体に侵襲をともなわず，薬物も使用しない方法で陣痛を軽減させる

⑫ 断続的な聴診により胎児モニタリングを行う

⑬ 出産に使用される使い捨ての器具は1回のみ使用し，再使用可能な器具は適切な方法で汚染のないようにする

⑭ 内診，分娩介助時，胎盤を扱う際には手袋を着用する

⑮ 分娩中は産婦の姿勢と動きを自由にする

⑯ 分娩中は仰臥位以外の姿勢を勧める

⑰ WHOのパルトグラムなどを利用し，分娩の進行を注意深く監視する

⑱分娩後の出血や，少量の出血でも危険と思われる褥婦
　には，分娩第3期に予防的にオキシトシンを投与する
⑲臍帯切断は無菌状態で実施する
⑳新生児が低体温に陥らないように予防する
㉑母親と児が早期に肌と肌を触れ合い，WHOの母乳育児
　のためのガイドラインに沿って，産後1時間以内に授乳
　を開始できるようにサポートする
㉒胎盤と卵膜の検査はルーチンで行う

2. 明らかに有害で効果がないので止めるべきこと

①浣腸をルーチンに実施すること
②剃毛をルーチンに実施すること
③分娩中点滴静脈をルーチンに実施すること
④静脈内に予防的にカテーテルを留置しておくこと
⑤分娩中ルーチンに産婦を仰臥位にすること
⑥肛門から内診すること
⑦X線骨盤計測を実施すること
⑧児娩出までのいずれの時期においても，薬物効果を制
　御できないかたちで，子宮収縮剤を投与すること
⑨分娩中，足を足台に乗せる，乗せないにかかわらず，
　ルーチンに砕石位をとらせること
⑩分娩第2期に産婦に指示して，息を止めて長くいきま
　せる(バルサルバ法)こと
⑪分娩第2期に会陰を伸ばしたり，マッサージをすること
⑫出血防止または止血の目的で，分娩第3期にエルゴメ
　トリンの経口薬を投与すること
⑬分娩第3期にルーチンにエルゴメトリンを非経口的に
　投与すること
⑭分娩後ルーチンに子宮内洗浄を実施すること
⑮分娩後ルーチンに子宮を(手探りで)検査すること

3. 十分な確証がないため，まだ明確に推奨できず，研究により問題点が明確になるまでは慎重に対応すべきこと

① 薬物を用いないで陣痛を軽減する目的でハーブを用いたり，水に浸ったり，神経刺激を行うこと
② 分娩第1期にルーチンに人工破膜を行うこと
③ 分娩中に子宮底を圧迫すること
④ 児娩出時に会陰保護をしたり，児頭を操作すること
⑤ 児娩出時に，胎児を積極的に操作すること
⑥ 分娩第3期にルーチンにオキシトシンを投与，臍帯牽引のいずれか，または両方を実施すること
⑦ 臍帯早期結紮
⑧ 分娩第3期，子宮収縮促進の目的で乳首を刺激すること

4. しばしば不適切に実施されること

① 分娩中に食べ物と水分を制限すること
② 全身性の薬物で陣痛のコントロールをすること
③ 硬膜外麻酔で陣痛のコントロールを実施すること
④ 分娩監視装置
⑤ 分娩介助時にマスクと滅菌ガウンを着用すること
⑥ 複数の介助者により，繰り返し頻繁に内診を行うこと
⑦ オキシトシンによる分娩促進
⑧ 分娩第2期のはじめに，ルーチンに産婦を別の部屋に移動させること
⑨ 導尿
⑩ 子宮口が全開大，もしくは全開に近いと診断されてから，産婦自身がいきみたいと感じる前にいきませること
⑪ 母児の状態も分娩も良好に進行しているとき，たとえば1時間といった規定された分娩第2期の制限時間に固執すること
⑫ 産科手術による分娩
⑬ 会陰切開を多用したり，ルーチンに実施すること
⑭ 分娩後子宮を手探りで検査すること

（文献8より引用）

————————第2章の文献————————

1) 北川真理子, 他・編：今日の助産－マタニティサイクルの助産診断・実践過程(改訂第3版). 東京, 南江堂, 2013

2) 荒木　勤：最新産科学－正常編－(第22版). 東京, 文光堂, 2012

3) 森山　豊・監：新産科データブック. 産婦人科の世界 37, 1985

4) Goodlin RC, et al：Determinants of maternal temperature during labor. Am J Obstet Gynecol 143：97-103, 1982

5) 日本産科婦人科学会, 日本産婦人科医会・編監：産婦人科診療ガイドライン 産科編2017. 東京, 日本産科婦人科学会事務局, 2017

6) 北川真理子, 他・編：今日の助産－マタニティサイクルの助産診断・実践過程(改訂第2版). 東京, 南江堂, 2004

7) 鈴木雅洲：産科学入門. 東京, 南山堂, 1978, 202

8) 進　純郎：分娩介助学(第2版). 東京, 医学書院, 2014

9) 日本産科婦人科学会：常位胎盤早期剥離(C. 産科疾患の診断・治療・管理：1. 異常妊娠). 日産婦誌　54：N39-43, 2002

10) 松本清一・編：妊産婦ヘルスケア(妊産婦保健管理改題)(改訂第8版). 東京, 文光堂, 1989, 131

11) 平松祐司, 他：難産2)胎勢異常・回旋異常・肩甲難産. 産科と婦人科　72：1573-1579, 2005

12) 日本産科婦人科・新生児血液学会ホームページ(http://jsognh.jp/society/amniotic.php)(参照2019-04-08)

13) 野田洋一, 他：産科ショックおよび産科ショックの対応(D. 産科疾患の診断・治療・管理：10. 異常分娩の

管理と処置）．日産婦誌　61：N3-5，2009

14) 野田洋一，他：羊水塞栓（C．産科疾患の診断・治療・管理：5．異常分娩の管理と処置）．日産婦誌　54：N160-162，2002

15) 日本周産期・新生児医学会，日本産科婦人科学会，日本産婦人科医会，日本小児科学会，日本未熟児新生児学会，日本小児外科学会，日本看護協会，日本助産師会：「早期母子接触」実施の留意点．2012

MATERNITY ASSESSMENT GUIDE

第3章

褥婦編

●アセスメント項目●

I. 分娩第4期のアセスメント

II. 産褥期のアセスメント

1 一般状態の良否
2 生殖器の退縮
3 乳房，乳頭の形態，乳汁分泌と授乳
4 逸脱徴候
5 親子関係，家族関係の変化
6 育児の技術
7 退院後の日常生活
8 性生活と避妊
9 母子に対するサポートの状況

▶▶ 基本データ（健康歴）

- ●一般ID情報：年齢，職業，家族構成，経済，生活パターン，習慣，嗜好品（酒，たばこ），産前教育
- ●産科的健康歴：既存妊娠，分娩，産褥，新生児の異常，母乳分泌，授乳期間，今回の妊娠，新生児経過
- ●一般的健康歴：家族歴，遺伝性疾患，既往の疾患

I. 分娩第4期のアセスメント

　胎盤娩出後2時間は，予測できない大出血やショックなどの危険性が高いため「分娩第4期」と位置づけ，アセスメントを行う.

▶▶アセスメント

❶ 子宮の収縮状態
　・子宮底長，硬度
　・子宮収縮を妨げる因子
❷ 疼痛，違和感
　・後陣痛
　・創部痛，腟・外陰血腫の有無
❸ 出血の可能性
　・分娩時出血量の基準
　・第4期出血の鑑別と起こりやすい要因
　・産科危機的出血
❹ 母子相互作用・早期母子接触
　・母子相互作用
　・早期母子接触の注意事項

❶ 子宮の収縮状態

1. 子宮底長，硬度

　胎盤娩出直後の子宮底長は恥骨結合上11〜12 cm(臍下2〜4横指)で，硬く収縮する. その後, 時間とともに

上昇して，12時間後では臍高に達する．

2. 子宮収縮を妨げる因子（表3-3，弛緩出血の要因参照）

❷ 疼痛，違和感

1. 後 陣 痛

初産婦では持続性の収縮，経産婦では間欠的な収縮と弛緩を繰り返す．経産婦は疼痛と感じることも多い．全く収縮を感じない場合は子宮収縮不全を疑う．

2. 創部痛，腟・外陰血腫の有無

(1) 会陰裂傷，会陰切開の縫合部の観察（表3-1）
　・発赤・腫脹，出血，圧痛の有無
(2) 腟・外陰血腫の徴候
　・外陰の腫脹，激しい痛み，圧迫感の有無

表 3-1　縫合部治癒状態の評価

	REEDAスコア				
ポイント	発赤 redness	浮腫 edema	皮下出血 ecchymosis	分泌物 discharge	癒合 approximation
0	なし	なし	なし	なし	閉じている
1	創面の両側 0.25 cm以内	会陰・創面から 1 cm以下	両側0.25 cm 片側0.5 cm以内	血清	皮膚の離開 3 mm またはそれ以下
2	創面の両側 0.5 cm以内	会陰・陰唇または創面から1～2cm間	両側0.25～1 cm 片側0.5～2 cm	持続的出血	皮膚と皮下脂肪が離開
3	創面の両側 0.5 cm以上	会陰・陰唇・創面から2 cm以上	両側1 cm以上 片側2 cm以上	出血・化膿	皮膚・皮下脂肪・筋肉層の離開
スコア					
					計

（文献1より引用）

❸ 出血の可能性

1. 分娩時出血量

分娩中，および分娩後2時間までの出血量を指す．分娩時の出血量は，単胎か多胎か，経腟分娩か帝王切開か，で大きく異なる（**表3-2**）．計測された出血量は実際の出血量よりも少ないこともあり，分娩時異常出血はバイタルサインの異常を考慮し，判断する必要がある．

2. 第4期出血の鑑別と起こりやすい要因（表3-3）

表 3-2　産後出血量（羊水込み）の90パーセンタイル値

		わが国における産後出血量 (羊水込み)の90パーセンタイル値	
		単胎妊娠	多胎妊娠
経腟分娩	産後24時間以内に500 mLを超えるもの	800 mL	1,500 mL
帝王切開	産後24時間以内に1,000 mLを超えるもの	1,600 mL	2,300 mL

（文献2より引用）

表 3-3　第4期出血の鑑別と起こりやすい要因

	弛緩出血	頸管裂傷
子　　宮	柔らかい	硬い
出　　血	暗赤色　持続的もしくは間欠的	鮮紅色
出血部位	子宮腔	頸管
時　　期	児娩出からしばらく後	児娩出直後
起こりやすい要因	遺伝的素因，子宮筋腫，奇形，子宮筋の過度伸展（多胎，巨大児，羊水過多，分娩遷延など），膀胱充満，前置胎盤，胎盤剥離障害，胎児付属物の遺残，子宮内凝血貯留	全開大前の急速墜娩術，反屈位，巨大児，高年初産，子宮頸の異常（子宮発育不全，陳旧性頸管裂傷，前置胎盤など）

3. 産科危機的出血

分娩では，外出血量が少量でも生命の危機となる腹腔内出血・後腹膜腔をきたす疾患（頸管裂傷，子宮破裂など）も存在するので，外出血量に見合わない血圧低下（通常，頻脈をともなう）が起こる．計測された出血量のみにとらわれることなく，バイタルサインの異常（頻尿，低血圧，乏尿），ショックインデックスに留意し管理する．ショックとは，急性循環不全による低酸素症・臓器障害である（p.203の**図2-19**参照）．

(1) ショックの徴候（5 P'S）の有無

- ・Pallor（蒼白）
- ・Prostration（虚脱）
- ・Perspiration（冷汗）
- ・Pulselessness（脈拍触知不能）
- ・Pulmonary deficiency（呼吸不全）

(2) ショックインデックス（shock index：SI）

緊急輸血を準備（決定）する際の出血量（循環血液量不足）の評価は，出血量とともに循環動態から判断することが重要であり，循環血液量不足はSI値上昇として反映される（SIの計算式：心拍数／収縮期血圧）．SI＝1は約1.5 L，SI＝1.5は約2.5 Lの出血量であることが推測される．

(3) 分娩時異常出血の際の基本的観察事項

- ・出血量
- ・バイタルサイン，SpO_2モニタリング
- ・尿量，尿性状
- ・血液検査（赤血球，白血球，ヘモグロビン，ヘマトクリット，血小板，赤沈，フィブリノゲン）

表 3-4　産科DICの基礎疾患と成立機序

疾患名	DICの成立機序	経過
常位胎盤早期剥離	胎盤後血腫からの血清成分の流入，胎盤や脱落膜からの組織トロンボプラスチンの流入	急性
出血性ショック（重症）	代謝性アシドーシス，組織崩壊による組織トロンボプラスチンの放出	急性
重症感染症（肺血性流産など）	細菌または内毒素による血管内皮障害，網内系処理障害	急性・亜急性
羊水塞栓症	羊水胎便内のトリプシン流入	超急性
重症妊娠中毒症（子癇）	絨毛間腔における血栓形成の繰り返しの全身波及	慢性
死胎児症候群（dead fetus syndrome）	壊死胎児・壊死胎盤からの組織トロンボプラスチンの流入	亜急性・慢性
急性妊娠脂肪肝	肝機能不全による凝固因子の低下，凝固阻害因子（ATIII）の低下	急性

（文献3より引用）

(4)汎発性血管内血液凝固症候群(disseminated intravascular coagulation：DIC)の可能性

　血管内で血液の凝固が亢進し，微細な血栓を生じ，臓器が循環障害に陥る状態をDICという．さらに，血液凝固因子が消費されると凝固障害が起こり，出血傾向をきたす．基礎疾患があるとDICを起こしやすい．妊娠・分娩にともなって起こるDICを産科DICという（**表3-4，5**，p.203の**図2-19**参照）．

表 3-5　産科DICスコア

Ⅰ. 基礎疾患	点数	Ⅱ. 臨床症状	点数	Ⅲ. 検査項目	点数
a. 常位胎盤早期剥離		a. 急性腎不全		・血清 FDP≧10 μg／mL	〔1〕
・子宮硬直，児死亡	〔5〕	・無尿（≦5 mL／hr）	〔4〕	・血小板数 ≦10×10^4／μL	〔1〕
・子宮硬直，児生存	〔4〕	・欠乏（5～≦20 mL／hr）	〔3〕	・フィブリノゲン ≦150 mg／dL	〔1〕
・超音波断層所見およびCTG所見による早剥の診断	〔4〕	b. 急性呼吸不全（羊水塞栓症を除く）		・プロトロンビン時間（PT）≧15秒（≦50%）またはヘパプラスチンテスト≦50%	〔1〕
b. 羊水塞栓症		・人工換気または時々の補助呼吸	〔4〕		
・急性肺性心	〔4〕	・酸素放流のみ	〔1〕		
・人工換気	〔3〕	c. 心・肝・脳・消化管などに重篤な障害があるときはそれぞれ4点を加える		・赤沈 ≦4 mm／15minまたは≦15mm／hr	〔1〕
・補助呼吸	〔2〕				
・酸素放流のみ	〔1〕				
c. DIC 型後産期出血		・心（ラ音または泡沫性の喀痰など）	〔4〕	・出血時間≧5 min	〔1〕
・子宮から出血した血液または採血血液が低凝固性の場合	〔4〕	・肝（可視黄疸など）	〔4〕	・その他の凝固・線溶・キニン系因子（例，ATⅢ≦18 mg／dLまたは≦60%プレカリクレイン，α_2-Pl，プラスミノゲンその他の凝固因子≦50%）	〔1〕
		・脳（意識障害および痙攣など）	〔4〕		
・2,000 mL 以上の出血（出血開始から24時間以内）	〔3〕	・消化管（壊死性腸炎など）	〔4〕		
・1,000 mL 以上2,000 mL 未満の出血（出血開始から24時間以内）	〔1〕	d. 出血傾向			
		・肉眼的な血尿およびメレナ，紫斑，皮膚粘膜，歯肉，注射部位などからの出血	〔4〕		
d. 子癇					
・子癇発作	〔4〕	e. ショック症状			
e. その他の基礎疾患	〔1〕	・脈拍≧100／min	〔1〕		
		・血圧≦90 mmHg（収縮期）または40%以上の低下	〔1〕		
		・冷汗	〔1〕		
		・蒼白	〔1〕		

産科DICの判定　7点以下：その時点ではDICとはいえない．
　　　　　　　　8点～12点：DICに進展する可能性が高い．
　　　　　　　　13点以上：DICとしてよい．
　　　　　　　　（注：DICと確診するためには，13点中2点，またはそれ以上の検査成績スコアが含まれる必要がある．）

（文献4より引用）

❹ 母子相互作用，早期母子接触

1. 母子相互作用（図3-1）

・母児の一般状態・バイタルサイン
・視覚接触（両親と児が目と目を合わせる）の有無
・タッチング（指先や手掌で児に触れる，抱くなど）の有無
・声かけの有無
・早期母子接触の有無
・環境（静かさ，光，暖かさ）

2. 早期母子接触の注意事項

・母親にあらかじめ早期母子接触について説明を行う．
・正期産児，分娩時に異常がみられなかった場合に行う．
・機械的モニタリング（酸素飽和度の持続的計測），医療者
　による持続的観察を行う．
・バイタルサインの異常，チアノーゼの出現がみられた
　ら，すぐに中止する．

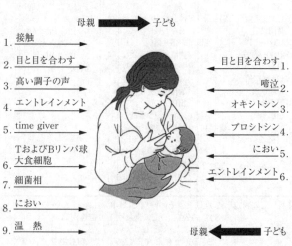

母親 ➡ 子ども

1. 接触
2. 目と目を合わす
3. 高い調子の声
4. エントレインメント
5. time giver
6. TおよびBリンパ球 大食細胞
7. 細菌相
8. におい
9. 温 熱

目と目を合わす 1.
啼泣 2.
オキシトシン 3.
プロシトシン 4.
におい 5.
エントレインメント 6.

母親 ⬅ 子ども

図 3-1 生後数日間に同時的に起こる母から子へ，子から母へ
　　　　働く相互作用（文献5より引用）

II. 産褥期のアセスメント

　産褥期とは，性器の復古を基準とすれば産後6～8週間とされるが，全身的な回復や分娩後の生活の変化に適応することも含めて6カ月から1年と長期にとらえられることもある.

1 一般状態の良否

<blockquote>

▶▶アセスメント

❶ バイタルサイン
❷ 体重の減少
❸ 排泄の状態
❹ 疲労の有無とその原因
❺ 血液検査値
❻ 栄養摂取状態
　・所要量
　・治療的観点から

</blockquote>

❶ バイタルサイン

・体温：一般に軽度の体温上昇がみられるが，38℃以上は感染を疑う.
・脈拍：産褥初期数日間は1分間40～50の徐脈がみられることもある（産褥遅脈）.
・呼吸：非妊時と同じ.
・血圧：非妊時と同じ.

❷ 体重の減少

分娩直後，5～6kgの体重減少があり，産褥早期に体液の損失をともなう利尿によって約2kg減少する．6～8週間で非妊時に戻る．

❸ 排泄の状態

・尿量：分娩後数日間は尿量が増加し，1,000～2,500 mL/dayとなる．
・排尿時症状：尿道の伸展，軟産道の損傷による尿意・排尿困難の有無，感染のための頻尿，排尿時痛の有無
・排便：分娩後3日目までの排便の有無

❹ 疲労の有無とその原因

1. 疲労の徴候

・日常の家事，育児，仕事などが維持できない．
・疲労を訴える．
・身体的な訴えが増加する．
・情緒的不安定
・集中力，実行力の低下
・大儀そうな様子
・周囲に対する興味の欠如

2. 原　因

・陣痛や努責による体力の消耗
・貧血
・乳房の痛み，後陣痛，縫合部，脱肛痛による不眠
・授乳，不慣れな育児行動

❺ 血液検査値

・貧血の有無および回復時期（表3-6，図3-2）

❻ 栄養摂取状態

1. 所　要　量

・乳汁分泌が増すと，乳汁に含まれる栄養を付加して摂取する必要がある（**表3-7**，1日の乳汁分泌が780 mLとして算出）．

・人工栄養，または母乳分泌量が少ない混合栄養の場合には非妊時と同様でよい．

2. 治療的観点から

・貧血，浮腫，高血圧，たんぱく尿などの症状のある場合には，その改善に適した食生活かどうか．

表 3-6　産・褥婦の血液検査値

時　期	赤血球数 ($10^4/mm^3$)	白血球数	血色素量 （g/dL）	ヘマトクリット 値（％）
分娩2時間後	418.3	14,000〜16,000	11.47	42.7
産褥5〜6日後	409.3	7,000〜8,000	11.20	37.4
産褥1カ月後	446.0	5,000〜6,000	13.08	38.6

（文献3より引用改変）

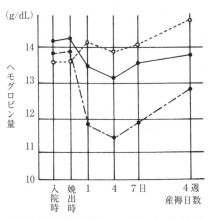

図 3-2　分娩時出血量と産褥のヘモグロビン量（文献6より引用）

表 3-7 授乳期の食事摂取基準(2015年度版を改変)

項目		非妊婦(身体活動レベルⅡ)		授乳児
		18～29歳	30～49歳	
エネルギー (kcal/day)		1,950	2,000	+350
栄養素		推奨量(*は目安量)		
たんぱく質(g/day)		50	50	+20
脂質エネルギー比率(%)		20以上30未満	20以上25未満	-
ビタミン	脂溶性	ビタミンA(μgRAE/day)	650	700	+450
		ビタミンD(μg/day)*	5.5	5.5	+2.5
		ビタミンE(mg/day)*	6.0	6.0	+1.0
		ビタミンK(μg/day)	150	150	-
	水溶性	ビタミンB₁(mg/day)	1.1	1.1	+0.2
		ビタミンB₂(mg/day)	1.2	1.2	+0.6
		ナイアシン(mgNE/day)	11	12	+3
		ビタミンB₆(mg/day)	1.2	1.2	+0.3
		ビタミンB₁₂(μg/day)	2.4	2.4	+0.8
		葉酸 (μg/day)	240	240	+100
		パントテン酸(mg/day)*	4	4	+1
		ビオチン(μg/day)*	50	50	-
		ビタミンC(mg/day)	100	100	+45
ミネラル	多量	食塩(g/day)(目標量)	7.0未満	7.0未満	-
		カリウム(mg/day)*	2,000	2,000	+200
		カルシウム(mg/day)	650	650	-
		マグネシウム(mg/day)	270	290	-
		リン(mg/day)*	800	800	-
	微量	鉄(mg/day)	6.0/10.5	6.5/10.5	+2.5
		亜鉛(mg/day)	8	8	+3
		銅(mg/day)	0.8	0.8	+0.5
		マンガン(mg/day)*	3.5	3.5	-
		ヨウ素(μg/day)	130	130	+140
		セレン(μg/day)	25	25	+20
		クロム(μg/day)*	0	10	-
		モリブデン(μg/day)	20	25	+3

(文献7を参考にして作成)

2 生殖器の退縮

▶▶アセスメント
❶ 腹壁(腹直筋離開)
❷ 子宮の退縮(子宮底長の変化)
❸ 腟・肛門の変化(膀胱瘤, 直腸瘤)
❹ 悪露の性状と量

❶ 腹 壁
腹壁の弛緩, 腹直筋の離開などを観察する.

❷ 子宮の退縮
・子宮底の変化(表3-8)
・産褥復古に要する期間(表3-9)

❸ 腟・肛門の変化
・分娩による子宮の下垂や, 骨盤底筋群の弛緩により膀胱瘤, 直腸瘤がみられることがあり, 性器の脱出や排尿障害(尿失禁, 残尿感)を引き起こすことがある. ケーゲル体操, 産褥体操により, 骨盤底筋の支持を強める必要がある.
・脱肛による疼痛の有無を観察する.

❹ 悪露の性状と量
産褥日数に応じた退行性変化をしているか(図3-3).

表 3-8 子宮の復古

分娩後日数	子宮底の高さ	子宮底の長さ (恥骨結合上)（cm）
胎盤娩出直後	臍下2～3横指	11～12
分娩後12時間	臍高～臍上1～2指	15
1～2日	臍下1～2横指	11～17
3日	分娩直後と同高	9～13
4日	臍高と恥骨結合上縁の中央	9～10
5日	恥骨結合上縁上3横指	8～11
6日	恥骨結合上縁上2横指	7.5～8
7～10日	わずかに触れる	6～9
11～14日	全く触れない	（－）
15日	全く触れない	（－）

（文献8より引用）

表 3-9 産褥復古に要する期間

子宮の長さ	底までの高さ	6週後
	腔の長さ	6週後
子宮の重さ		8週後
子宮内膜	壁脱落膜	7～10日（3週以内）
	床脱落膜	6～8週
子宮筋	長さ	2週末
	筋細胞	6週後
	結合組織	6週後
子宮下部，頸管		4～6週
子宮腔部		3週
骨盤底筋群		2～3週
骨盤結合組織		2～3週
子宮口	内口	10～12日
	外口	3週
卵巣　授乳中		数カ月

（文献9より引用）

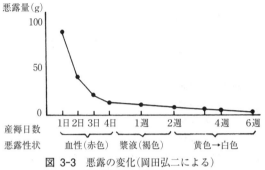

図 3-3　悪露の変化(岡田弘二による)
　　　　(文献10より引用)

③ 乳房，乳頭の形態，乳汁分泌と授乳

❶ 乳房，乳頭の形態
1. 乳房，乳頭の形態・機能
（妊婦編参照）

❷ 乳　　　汁
・成分：前乳と後乳の比較，初乳と成乳の比較（表3-10）

❸ 授　　　乳（表3-11）
1. 授 乳 間 隔
・母乳栄養：2〜3時間ごと，または欲しがるとき（自律授乳）
・人工栄養：3〜4時間ごと

表 3-10　初乳と成乳の性状の比較

	初　乳	成　乳
外　　　　　観	やや黄色	白色，不透明
比　　　　　重	0.1030〜0.1060	0.1026〜0.1036
pH	7.7	6.8
脂　　　　　肪	低い　（2.9 g/dL）	高い　（3.8 g/dL）
乳　　　　　糖	低い　（5.3 g/dL）	高い　（7.0 g/dL）
たんぱく質	高い　（2.7 g/dL）	低い　（1.2 g/dL）
無　機　質	Na　　30 mg/dL以上	Na　　20〜30 mg/dL）
	K　　50〜75 mg/dL	K　　40〜50 mg/dL
	Ca　　23 mg/dL	Ca　　30.6 mg/dL
そ　の　他	各種の抗体が多い	各種の抗体が少ない

2. 児 の 吸 着（図3-4）

効果的な吸着ができているか？

・児の口が大きく開いている．

・児の下顎が乳房に触れている．

・児の下唇が外向きに開いている．

・ゆっくりした深い吸啜である．

・吸啜，休憩，吸啜を繰り返す．

・児が嚥下している音が聞こえる．

非効果的な吸着のサイン

・授乳後の乳頭が平たくなっていたり，筋ができていたりする．

・授乳中や授乳後に乳頭に痛みを感じる．

・乳房の過度な緊満がある．

3. 授 乳 姿 勢（図3-5）

母子に負担のかからない姿勢であるか？

4. 新生児が母乳を飲んでいるサイン

・24時間に少なくとも 8 回の授乳がある．

・適切に吸着できている．

・児の皮膚に張りがある．

表 3-11 B-R-E-A-S-T Feed Observation（母乳育児観察用紙）

母親の名前：＿＿＿＿＿＿　赤ちゃんの名前：＿＿＿＿＿＿　＿＿月＿日　生後＿日

[　] 内の記述は新生児のみあてはまり，お坐りができる赤ちゃんにはあてはまらない

授乳がうまくいっているサイン	授乳にトラブルがある可能性のサイン
B：Body position（赤ちゃんと母親の姿勢）	
□母親がリラックスして無理のない姿勢をしている □赤ちゃんと母親の体が密着している □赤ちゃんの頭と体がまっすぐになっている □赤ちゃんの顎が乳房に付いている □ [赤ちゃんのお尻が支えられている]	□肩に力が入り，赤ちゃんのほうに体を曲げている □赤ちゃんの体が母親の体から離れている □赤ちゃんが首をねじっておっぱいを吸っている □赤ちゃんの顎が，乳房に付いていない □ [肩もしくは頭だけが支えられている]
R：Responses（反応）	
□空腹なときにおっぱいを求める □ [乳房のほうにルーティング（探索）反射する] □赤ちゃんが，舌で乳房を探る □赤ちゃんは落ち着いていて，目覚めている □赤ちゃんが乳房にきちんと吸い付いている □射乳反射の徴候がみられる（母乳がもれる，後陣痛）	□赤ちゃんが乳房に反応しない □ [赤ちゃんにルーティング反射が見られない] □赤ちゃんがおっぱいに興味を示さない □赤ちゃんが落ち着きがなく，ぐずっている □赤ちゃんの口が乳房から，はずれてしまう □射乳反射が見られない
E：Emotional bonding（精神的なきずな）	
□落ち着いて自信のある抱き方をする □目と目を合わせて赤ちゃんをしっかりと見ている □母親が赤ちゃんをたくさん触っている	□神経質な抱き方，手が震える抱き方をしている □母親と赤ちゃんのアイコンタクトがない □赤ちゃんと母親の身体的な触れあいがほとんどない
A：Anatomy（解剖）	
□乳房は柔らかく張りがある □乳頭が突出している □皮膚が健康である（傷ついていない） □授乳中の乳房は丸くて引っ張ったり押したりしていない	□乳房が緊満して固くなっている □乳首が扁平だったり，陥没していたりする □皮膚に亀裂や赤みがある □乳房が引っぱられていたり，または，圧迫されているように見える
S：Suckling（吸啜）	
□赤ちゃんが口を大きく開ける □下唇が外側にめくれている □舌が乳房に巻きついている □頬がくぼんでいない □ゆっくりと深く吸啜し，小休止しながら繰り返す □飲んでいるように見えたり，飲み込む音が聞こえる	□口を開けなかったり，おちょぼ口をする □下唇を巻き込んでいる □赤ちゃんの舌が見えない □頬がぴんと張っている，またはくぼみがある □早い吸啜しかしない □舌打ちするような，舌を鳴らすような音が聞こえる
T：Time spent suckling（吸啜時間）	
□赤ちゃんが自分で乳房を離す 　吸啜時間＿＿＿分	□母親が赤ちゃんから乳房を離す

（文献11より引用）

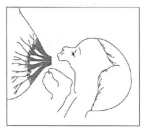

a. 赤ちゃんは大きく口を開けて乳房を含もうとしている. 乳首は赤ちゃんの口蓋を向いている. 下唇は乳首の十分下方を向いている.

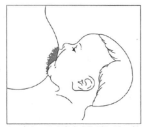

b. 赤ちゃんがうまく乳房に吸い付いている.

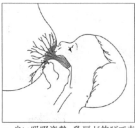

c. 良い吸啜姿勢. 乳房が伸びて赤ちゃんの口の中で「吸い口」を形成している.

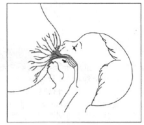

d. 舌に沿った波のような動きが乳管洞から母乳を圧出する.

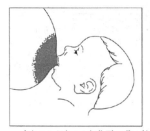

e. 赤ちゃんがちゃんと乳房に吸い付いていない.

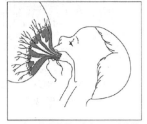

f. 悪い吸啜姿勢. 赤ちゃんは乳首だけを吸っていて, 舌は口の中の後方に保持されている.

図 3-4 効果的な吸啜のための吸着(文献11より引用)

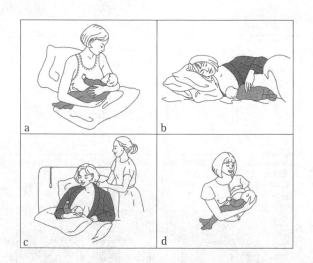

a. 母親は坐位，赤ちゃんは腕で支えられたゆりかご抱き（横抱き）－母親は赤ちゃんを膝に載せて頭を前腕で支え，まっすぐ乳房正面に持ってくる．これは時にゆりかご抱きと呼ばれる．

b. 母親は臥位－赤ちゃんは横向きに寝て，母親のほうを向く．赤ちゃんの体全体が母親の近くに抱きよせられている．この姿勢は授乳中母親が休める．添い寝したままの授乳は伝統的に勧められてきたことである．

c. 母親は坐位，赤ちゃんの体は母親の腕に沿って支えられ，脚はゆるく母親の脇に巻き付けられている－母親は赤ちゃんの肩を支え，首の付け根，耳の下を持つ．母親の脇に十分な空間があって，赤ちゃんの頭を前方に曲げなくても乳房に近づけるかどうかを確かめること；赤ちゃんの脚はもし必要なら上へ曲げてもよい．

d. 赤ちゃんを母親の腕に沿って支え，そのまま抱いている姿勢を変えることなく片方の乳房からもう片方へと移すことができる．赤ちゃんの頭の動きをコントロールすることもできるので，早産児や乳房への吸着が難しい赤ちゃんに役立つ．

図 3-5　授乳姿勢（文献11より引用）

・24時間に6〜8回の尿がある．

・生後4〜5日後以降，体重が1日18〜30gの割合で増える．

5. 新生児の体重が適切に増えていないサイン

- 生後4～5日後以降，体重が1日18g以下の増加，もしくは減少している．
- 生後3週間までに，出生時体重に戻らない．
- 成長曲線に沿って成長しない．
- 長く眠る．
- 弱々しく泣く，または甲高く泣く．
- 尿量が少なく，濃縮されている．
- 便の回数が少ない，もしくは便が見られない．
- 常に乳房を離さない．
- 脱水症状がある．
  母乳が飲めていない，もしくは疾患が隠れている可能性がある．

(文献11より引用改変)

6. 母乳栄養に影響する因子

(1) 病態生理因子

①乳房の形態異常，②児の形態異常/口唇，口蓋裂による脆弱な吸啜反応，③早産児

(2) 状況因子

①母親の疲労，②母親の不安，③母親が母乳栄養に対するもう1つの価値観の間で悩む，④多児出産，⑤不適切な栄養摂取，⑥不適切な水分摂取，⑦母乳栄養がうまくいかなかった既往，⑧パートナーや家族の支援がない，⑨知識不足，⑩母乳栄養の中断(母親が病気，乳児が病気) (文献12より引用)

7. 医療施設の母乳栄養に対する体制

◎母乳育児を成功させるための10カ条(ユニセフ，WHO)

1. 母乳育児の方針をすべての医療に関わっている人に常に知らせること．
2. すべての医療従事者に母乳育児をするために必要な知識と技術を教えること．

3. すべての妊婦に母乳育児の良い点とその方法をよく知らせること.

4. 母親が分娩後, 30分以内に母乳を飲ませられるように援助すること.

5. 母親に授乳の指導を十分にし, もし赤ちゃんから離れることがあっても母乳の分泌を維持する方法を教えてあげること.

6. 医学的な必要がないのに母乳以外のもの, 水分, 糖水, 人工乳を与えないこと.

7. 母児同室にすること. 赤ちゃんと母親が1日中24時間, 一緒にいられるようにすること.

8. 赤ちゃんが欲しがるときに, 欲しがるままの授乳を勧めること.

9. 母乳を飲んでいる赤ちゃんにゴムの乳首やおしゃぶりを与えないこと.

10. 母乳育児のための支援のグループを作って援助し, 退院する母親にこのようなグループを紹介すること.

8. 授乳と薬物(表3-12, 13)

薬剤投与を受けながら授乳できる薬剤が増えてきている. 薬剤の専門家と相談し, 授乳中の母親に適した薬剤を選択する. 授乳中の薬については, 「妊娠と薬情報センター」のホームページ[13]を活用するとよい.

表 3-12　授乳中の使用には適さないと考えられる薬剤

代表的な薬効分類	成分名
抗不整脈薬	アミオダロン
麻　薬	コカイン
放射性ヨウ素	ヨウ化ナトリウム（123 I）
	ヨウ化ナトリウム（131 I）

注）・病気と薬の児への影響を考えて，明らかに授乳
　　　期の治療に適さないと判断される薬である．
　　・この表に記載されていない薬が，すべて安全な
　　　薬ということではない．

（文献13より引用改変）

表 3-13　授乳中の使用に注意を要する薬剤

注意内容	成分名など
児の血中濃度が高くなる可能性がある薬剤	フェノバルビタール エトスクシミド，ゾニサミド プリミドン 炭酸リチウム ヨード製剤 クロラムフェニコール 精神神経系薬剤
母体投与後の排泄に時間がかかる薬剤	チニダゾール（服薬後3日間授乳を控える）
乳汁分泌低下作用がある薬剤	経口避妊薬 ブロモクリプチン カベルゴリン L−ドパ製剤 クロミフェン
そのほか	薬物の乱用 薬物中毒（over dose） アルコール

（文献13，14を参考にして作成）

4 逸脱徴候

▶▶アセスメント

❶ 子宮退縮不全
❷ 感染症状
  ・感染症状
  ・感染予防のセルフケア行動
❸ 分娩による損傷
  ・会陰縫合部の創の治癒状態
  ・骨盤底筋群の弛緩と対応
  ・腹圧性尿失禁
  ・脱肛，痔核
  ・骨産道の損傷
❹ 血栓性静脈炎の有無
❺ うつ状態・無気力の有無
  ・マタニティ・ブルーズの徴候
  ・産後うつ病
  ・精神状態に影響する因子
  ・ほかの精神障害との鑑別

❶ 子宮退縮不全（子宮復古不全）

・産褥日数に比して子宮底が高く軟らかい，赤色悪露がいつまでも続くなどの症状がある.
・子宮退縮不全を起こしやすい要因（**表3-14**）

❷ 感染症状

1. 感染症状

（1）子宮（産褥熱）

　子　宮……収縮不良

　悪　露……長期血性，悪臭，膿様，汚い色

表 3-14　子宮退縮不全の原因

1）子宮内に胎盤片や卵膜片が残留しているもの		
2）産褥中の生活が原因と考えられるもの	①膀胱・直腸の充満 ②極端な安静・または極端な早期離床 ③母乳授乳をしていない ④早期の就労・不摂生	
3）妊娠・分娩時の子宮の過度伸展があったもの	①多胎 ②羊水過多 ③巨大児 ④分娩遷延 ⑤頻産婦	
4）子宮の形態的異常があったもの	①子宮筋腫 ②子宮後屈 ③奇形	
5）分娩時に異常があったもの	①早産 ②大出血 ③帝王切開	
6）その他	①産褥熱に罹患 ②全身性の疾患に罹患 ③低栄養状態	

(文献 8 より引用)

　　下腹部……圧痛，イレウス症状
　　外陰部……裂傷，縫合部の感染
　　血　液……赤沈亢進，白血球増加，CRP陽性，細菌(＋)
　　バイタルサイン……38℃以上の発熱，頻脈
　(2)尿路(膀胱炎，腎盂腎炎)
　　尿……混濁，頻尿
　　排尿時……疼痛，残尿感
　　患側腎部……腰痛，圧痛
　　全身状態……悪寒，戦慄，頭痛，全身倦怠
　　バイタルサイン……発熱
　(3)乳房(乳腺炎)
　　乳　房……腫脹，発赤，熱感，疼痛，圧痛
　　腋窩リンパ節……腫脹，疼痛

乳　汁……細菌(＋)，膿様，乳汁分泌不全

　血　液……赤沈亢進，白血球増加，CRP陽性

　全身状態……悪寒，戦慄

　バイタルサイン……発熱38〜40℃

2. 感染予防のセルフケア行動

・外陰部の清潔が保持されているか.

・適時ナプキンの交換ができているか.

・尿をためず，排尿を心がけているか.

・シャワーを1日1回浴びているか.

・乳房やブラジャーが清潔であるか.

・それぞれの感染徴候について理解し，受診などの対処を理解しているか.

❸ 分娩による損傷

1. 会陰縫合部の創の治癒状態(p.217の表3-1参照)

2. 骨盤底筋群の弛緩と対応(図3-6，7)

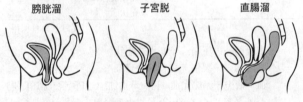

膀胱瘤	子宮脱	直腸瘤
・頻尿 ・残尿感 ・尿失禁 ・排尿困難	・下着に帯下や血液が付着する ・硬いものが股に挟まっている不快感，歩行困難	・便意を頻回に感じる ・残便感 ・排便困難

図 3-6　骨盤臓器脱の臓器別症状

・恥骨と尾骨との間にあるハンモック状の筋肉群を骨盤底筋群という.

・腟は骨盤底筋群の中心にあり前方を恥骨尿道靱帯，後方を仙骨子宮靱帯によってつられたハンモックとして尿道を支えている.

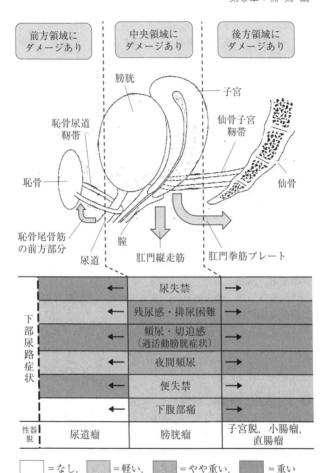

図 3-7 骨盤底の障害を受けた部位と発現症状の関係
（文献15より引用改変）

・腟ハンモックの中央領域にダメージがあると「膀胱瘤」が起こり，腹圧性尿失禁(p.242下記参照)，さらに排尿困難など下部尿路症状が多く認められる．

・後方領域にダメージがあると「子宮脱」「直腸脱」が起こる．

・骨盤底筋群を回復するための骨盤底筋体操を実施する(腹筋運動は産後3カ月以降に実施)．

・ペッサリー療法，薬物療法，手術療法もある．

・訴えにくい症状であるので，聞き取りを丁寧に行い，早期に対応する．

3. 腹圧性尿失禁(「妊娠中のマイナートラブル」p.96〜97参照)

骨盤底筋群の弛緩により膀胱，尿道の支持力や排尿を止める筋肉が弱まり，腹圧が上昇するとき(くしゃみ，咳，重い荷物を持ち上げる，立ち上がる)に尿がもれる状態(通常30 mL以下)になる．

4. 脱肛，痔核

大きさ，数，整復の可否，疼痛の有無，排便障害の有無

5. 骨産道の損傷

恥骨結合離開：触診により離開の程度，疼痛，歩行時痛をみる．

尾骨損傷：圧痛，体動時痛の有無をみる．

❹ 血栓性静脈炎の有無

産褥5〜15日ごろに発熱とともに一側の大腿部静脈，膝窩部静脈，腓腹部静脈に疼痛があり，下腿には腫脹もみられる．罹患部の圧痛，ホーマンズサイン(足部を足背部に曲げると腓腹筋部に疼痛を感ずる)がみられる．

❺ うつ状態・無気力の有無

1. マタニティ・ブルーズの徴候(表3-15)

出産直後から1週間ごろまでにみられる一過性の気分と体調の変化．通常2週間ほどで消失する．

表 3-15　マタニティ・ブルーズの症状

身体症状	頭痛・疲労感・食欲不振
精神症状	不眠・涙もろさ・抑うつ気分・不安感・緊張感・気分の不安定・集中力困難・焦燥感・易刺激性

（文献16より引用）

2. 産後うつ病

　産後数週間から起きやすくなり，産後3カ月ごろまでに抑うつ状態に陥り，物事に対し興味や楽しみを感じなくなる．マタニティ・ブルーズと異なり，一過性ではなく，2週間以上持続する状態になると産後うつ病と考えられる．診断にはエディンバラ産後うつ病調査票（Edinburgh postnatal depression scale：EPDS）（p.245〜246参照）が用いられ，わが国では9点以上を産後うつ病疑いとして扱う．

3. 精神状態に影響する因子

　年齢，性格，既往の精神疾患，分娩経験，今回の分娩体験，褥婦の健康状態，新生児の健康状態，児の受容，育児状態，サポートシステム

4. ほかの精神障害との鑑別（表3-16）

　出産や育児は女性にとってストレスフルな経験であり，それを契機として精神疾患が発症，または悪化することがある．マタニティ・ブルーズとの鑑別が必要である．

表 3-16　周産期に関連する心の変化

	マタニティ・ブルーズ	産後うつ	産後精神病
発病時期	出産直後から1週間以内に出現する	出産直後～数カ月以内に発症する(産後2週間から3カ月ごろがピーク)	出産直後から数週で発症する．症状が産後うつ病と似ている点もあり，間違われることもある
発症頻度	日本人の出産女性の20～30％が体験する	産婦の10～15％が産後1年間のある時期に体験	1,000人に1人くらい
症　状	理由もなく涙が出るなどの涙もろさ，いらいら，神経質，眠れない，食欲低下，落ち着かない，困惑	気分の落ち込み，興味喪失，罪悪感，疲労感，家事や育児に集中できない，悲観的，子どもに無関心，子どもが心配でたまらない，自殺を考えることもある	パニック障害(吐き気，過呼吸，動悸，死への不安など)，特別な理由もなく不安になり育児や家事の妨げになる
経　過	短期間もしくは短時間で軽快	発症時期が出産後数週間もしくは数カ月以内であることが必要条件(精神科的診断)	発症するときわめて重症なので，精神医学的対応が不可欠(極端な混乱や拒食，幻覚，幻聴など)
対　策	一時的な気分の変動であり，医学的治療は必要なし	基本的に休養を十分に取れる環境設定を行い，無理しないこと 症状が重い場合は，精神医学的治療を行うこともある	できる限り早期の入院治療

〔中野仁雄(主任研究者)：厚生省心身障害研究「妊産婦をとりまく諸要因と母子の健康に関する研究」平成6年度研究報告書による〕

(文献16より引用)

エディンバラ産後うつ病自己調査票(EPDS)
(日本語版)

訳者注：スクリーニングに際しては，挟み込みシートをご使用ください．なお，挟み込みシートにはスコアが記載されておりませんので，評価の際にはこの付録1をご参照ください．

ご出産おめでとうございます．ご出産から今までのあいだにどのようにお感じになったかをお知らせください．今日だけでなく，過去7日間にあなたが感じられたことに最も近い答えにアンダーラインを引いてください．必ず10項目に答えてください．

例)幸せだと感じた．

> はい，常にそうだった
> <u>はい，たいていそうだった</u>
> いいえ，あまり度々ではなかった
> いいえ，全くそうではなかった

"はい，たいていそうだった"と答えた場合は過去7日間のことをいいます．
このような方法で質問にお答えください．

[質問]
1．笑うことができたし，物事のおかしい面もわかった．
   - (0)いつもと同様にできた
   - (1)あまりできなかった
   - (2)明らかにできなかった
   - (3)全くできなかった
2．物事を楽しみにして待った．
   - (0)いつもと同様にできた
   - (1)あまりできなかった
   - (2)明らかにできなかった
   - (3)ほとんどできなかった
3．物事が悪くいったとき，自分を不必要に責めた．
   - (3)はい，たいていそうだった
   - (2)はい，時々そうだった

245

         (1)いいえ，あまり度々ではない
         (0)いいえ，そうではなかった
4．はっきりした理由もないのに不安になったり，心配した．
         (0)いいえ，そうではなかった
         (1)ほとんどそうではなかった
         (2)はい，時々あった
         (3)はい，しょっちゅうあった
5．はっきりした理由もないのに恐怖に襲われた．
         (3)はい，しょっちゅうあった
         (2)はい，時々あった
         (1)いいえ，めったになかった
         (0)いいえ，全くなかった
6．することがたくさんあって大変だった．
         (3)はい，たいてい対処できなかった
         (2)はい，いつものようにはうまく対処しなかった
         (1)いいえ，たいていうまく対処した
         (0)いいえ，普段通りに対処した
7．不幸せなので，眠りにくかった．
         (3)はい，ほとんどいつもそうだった
         (2)はい，時々そうだった
         (1)いいえ，あまり度々ではなかった
         (0)いいえ，全くなかった
8．悲しくなったり，惨めになった．
         (3)はい，たいていそうだった
         (2)はい，かなりしばしばそうだった
         (1)いいえ，あまり度々ではかった
         (0)いいえ，全くそうではなかった
9．不幸せなので，泣けてきた．
         (3)はい，たいていそうだった
         (2)はい，かなりしばしばそうだった
         (1)ほんの時々あった
         (0)いいえ，全くそうではなかった
10．自分自身を傷つけるという考えが浮かんできた．
         (3)はい，かなりしばしばそうだった
         (2)時々そうだった
         (1)めったになかった
         (0)全くなかった

5 親子関係，家族関係の変化

> ▶▶アセスメント
>
> ❶ 母親役割行動
>   ・母親役割取得過程における課題の達成状況
>   ・母性意識の形成・発展のための援助
> ❷ 夫，上の子との関係
>   ・夫との関係の調整
>   ・上の子との関係の調整
> ❸ 不適切な親役割行動に関するハイリスク要因
>   ・親　　側
>   ・子ども側

❶ 母親役割行動

1. 母親役割取得過程における課題の達成状況（文献18より引用）

(1) 妊娠中

・自己概念を再構成する（母親としての自己像の形成）.

・母親役割についての認識を深める.

・母親としての役割期待についての認識を得る.

・母親役割にともなう技術の習得

(2) 産褥1カ月ごろまで

・医療従事者や家族の支援のもとに母親役割を遂行する.

・母親としての実感や責任感を持つようになる.

・子どもの反応が読み取れるようになる.

・母子間の愛着を形成していく.

・育児技術に習熟する.

(3)産褥1カ月以降

- 他者からの直接的な支援を受けないで，母親役割を遂行する．
- 試行錯誤を繰り返しながら，独自の方法を編み出して母親役割を遂行する．

2. 母性意識の形成・発展のための援助(表3-17)

表 3-17　母性意識の形成・発展のための援助

到達目標	母親が： ・子どもを好き，一緒にいると楽しい，世話をするのが楽しい，という気持ちを持つ ・子どもの反応を正確に読み取り，その反応に対応した世話をタイミングよく提供できる ・育児困難を克服し，育児に積極的に取り組む
収集すべき情報	・妊娠・分娩・産褥経過の異常の有無 ・胎児・新生児の異常の有無 ・妊婦の受容状況 ・分娩への不安・恐怖の有無 ・分娩への心身の準備(不安・恐怖への対応) ・分娩時の苦痛の有無・程度 ・分娩体験への「わだかまり」の有無 ・夫への愛情の程度 ・夫および実母の支援 ・母親役割の受容，ならびに取得状況
援助(対応策)	・妊娠産褥の身体的異常の予防・早期回復 ・胎児・新生児の異常の予防・早期回復 ・妊産褥婦の心身の快適さの保持 ・分娩への不安・恐怖の予防・緩和 ・苦痛な分娩体験の否定的な印象および「わだかまり」からの早期開放 ・母子の早期接触，母子相互作用の助長 ・母親役割の取得に役立つ技術を習得させるための援助 ・夫・実母らを含めた家族中心的な援助

(文献18より引用)

❷ 夫，上の子との関係

1. 夫との関係の調整

妊娠中はお互いに向けられていた（夫・妻）の関心が，出産後は児に向けられることへの不満の有無

- ドメスティックバイオレンス（domestic violence：DV）の有無（表3-18，図3-8）

2. 上の子との関係の調整

- 入院中，上の子の世話に対する気がかりの有無
- 上の子がやきもちをやくこと，退行現象への不安

❸ 不適切な親役割行動に関するハイリスク要因

1. 親　　側

- シングル（片親）
- 義父（再婚もしくは内縁の夫）
- 若年出産
- 虐待する親
- 情動的に障害のある親
- アルコールなど薬物依存症
- 知識不足
- 低収入
- 不安定な夫婦関係，不和
- 自分自身の親から虐待を受けた経験
- 海外での出産・育児
- 不妊治療による出産

2. 子ども側

- 望まれない妊娠による子ども
- 望まれない性別の子ども
- 望まれない性格の子ども
- 心身に障害のある子ども
- 初めての子ども
- 早産児，低出生体重児

表 3-18 DVを疑うサイン

一般的指標	・けがをしたときから受信までの時間的な遅れと，報告された原因との違和感 ・受診頻度とけがの程度の増加 ・過保護なパートナーの存在 ・一貫性に欠ける話をする ・無表情 ・行動がおかしい ・イライラしている
けがの状態	・左右同型，定型のけが ・身体中心部(胸，腹部，背中，性器)のけが ・頭や首によく見られるあざけが，腕のあざやけが ・骨折・やけど
暴力による慢性的な身体的なもの	・慢性頭痛・片頭痛，胃腸諸症状，胸痛，動悸，めまい，無感覚，痛み ・女性生殖器疾患，骨盤の漠然とした痛み ・強迫的人工妊娠中絶，人工妊娠中絶の要求，避妊の拒否 ・自然流産

(文献19より引用改変)

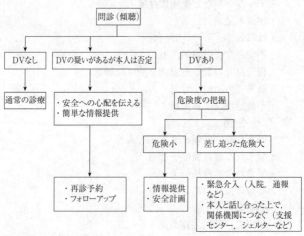

図 3-8 DVの診療におけるフローチャート(文献20より引用)

6 育児の技術

▶▶アセスメント

❶ 育児に対する考え方・習慣
・カップル（夫婦）の育児方針
・育児にかかる習慣
❷ 実際の育児能力
・育児の基本技術
・児の正常・異常についての知識，判断力
・社会資源の活用

❶ 育児に対する考え方・習慣

1. カップル（夫婦）の育児方針
・カップルが育児に関して同じ価値観であるか．
・一緒に育児をしていこうという気持ちがあるか．
・援助者（子どもの祖父母など）からの助言が負担になっていないか．

2. 育児にかかる習慣
・伝統的な習慣（お七夜，お宮参り，食物など）や地域，民族の独特な習慣が，褥婦や児へのストレスとなっていないか．
・もしくは，希望する伝統的な習慣を実施することができているか．

❷ 実際の育児能力

1. 育児の基本技術
授乳，排気，衣服やおむつの交換，沐浴，環境整備

2. 児の正常・異常についての知識，判断力
受診の必要性やタイミングがわかるか．

3. 社会資源の活用（p.258参照）

7 退院後の日常生活

❶ 1日の過ごし方

退院後におよその1日のタイムテーブルについて話し合う. 育児に専念できるかどうか, 疲労しないかどうかをみる.

❷ 職業復帰の計画(有職者)

1. 休 業 期 間

産後休業の期間, 育児休業制度, 育児休業給付制度

2. 復帰後の労働

労働時間, 内容, 職場環境は無理がないか.

3. 保育者の確保

保育方針, 時間, 病気時の対応

4. 授乳期間中の栄養法の選択

　・勤務中も母乳を直接与える.

　・変則混合栄養:勤務中は人工栄養. 家庭では母乳

・冷凍母乳使用：勤務中は解凍し温めた母乳（母乳パック使用）

・人工栄養

❸ 妊娠糖尿病および妊娠高血圧症候群既往女性への注意

1. 妊娠糖尿病既往女性への注意

・血糖値の安定を図るために，できるだけ母乳育児を推奨する．

・少なくとも1年に1回は，「妊娠糖尿病既往」であることを医師に告げた上で，血糖値およびHbA1cの測定を行うことが望ましい．

2. 妊娠高血圧症候群既往女性への注意

妊娠高血圧症候群既往女性は，10数年あるいは20数年後に高血圧，脳梗塞，虚血性心疾患などが発症するものと考えられる．妊娠中と同様，食事，生活習慣などの健康管理が，将来の疾患の予防のために重要である．

8 性生活と避妊

▶▶アセスメント
❶ 性生活上の不安, 問題
❷ 性交開始時期, 性交時留意点の理解
❸ 性生活や家族計画についての夫婦の考え
❹ 避 妊 法

❶ 性生活上の不安, 問題

・夫への気づかい
・縫合部が離開するのでは?
・疼痛があるのでは?
・雑菌で感染するのでは?
・性感が変化(減退)するのでは?
・妊娠するのでは?

❷ 性交開始時期, 性交時留意点の理解

・一般的には1カ月健診で異常がなければ開始する.
・縫合部に圧痛がある場合が多いので, 圧迫を避ける.
・潤滑剤の使用も勧められる.
・清潔, 避妊に留意する.

❸ 性生活や家族計画についての夫婦の考え

・今後の妊娠希望の有無と時期
・過去に用いていた避妊法, 今後用いたい避妊法

❹ 避 妊 法 (表3-19, 図3-9)

・コンドーム:性交開始すぐから使用できるが, 避妊率は
  高くない.
・OC(低用量ピル):授乳期には使用できないが, 避妊率

が高く副効用がある.

・IUS：子宮の回復を待ってから挿入．出産後6週，または12週過ぎてから挿入できるものがある．

・緊急避妊法：性交後72時間以内に内服するホルモン剤．授乳中は，内服後24時間は授乳を避ける．

・授乳による排卵抑制：出産後6カ月以内，完全母乳で1日最低6回以上の授乳．授乳間隔が日中は4時間以内，夜間は6時間以内，かつ無月経であれば妊娠する確率は低いが，不確定である．

表 3-19　各種避妊法使用開始1年間の失敗率
（100人の女性が1年間に妊娠する率）

方法		一般的な使用*（％）	理想的な使用**（％）
経口避妊薬		9	0.3
レボノルゲストレル放出IUS		0.2	0.2
銅付加IUD		0.8	0.6
コンドーム		18	2
リズム法（オギノ式など）		24	0.4〜5
避妊手術	女性	0.5	0.5
	男性	0.15	0.10
避妊せず		85	85

＊選んだ避妊法を使用しているにもかかわらず妊娠してしまった場合（経口避妊薬については，飲み忘れを含めた場合の失敗率）.

＊＊選んだ避妊法を正しく続けて使用しているにもかかわらず妊娠してしまった場合.

（注：どの避妊法も100％の避妊効果はない.）

（文献21より引用改変）

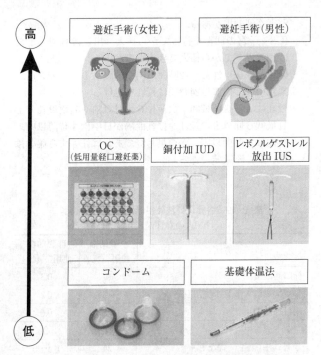

高

避妊手術（女性）　避妊手術（男性）

OC
（低用量経口避妊薬）　銅付加 IUD　レボノルゲストレル
放出 IUS

コンドーム　基礎体温法

低

図 3-9　避妊法の種類と避妊効果（理想的な使用をした場合）
（文献22より引用改変）

9 母子に対するサポートの状況

> ▶▶アセスメント
> ❶ 看護職によるサポート
> ❷ 夫および家族，友人等のサポート状況
> ❸ 地域でのサポート
> ・保健師，訪問看護師，助産師等，後継サポートの必要性がある場合
> ・看護職によるサポートの方法
> ・利用できる社会資源にはどのようなものがあるか

❶ 看護職によるサポート

・特に，産褥早期に十分に受容的に接したか，時間をかけて訴えを聞いたか．
・退院後から1カ月健診までの問題対処方法を説明したか．

❷ 夫および家族，友人等のサポート状況

・特に退院後の手伝いはあるか．誰が，何を，どのくらい手伝うか．
・相談相手はいるか．友人，姉妹，親等の経験者に育児について相談できるか．

❸ 地域でのサポート

1. 保健師，訪問看護師，助産師等，後継サポートの必要性がある場合
   ・ハイリスク（低出生体重児，心身に障害のある児）
   ・母に疾患があり十分に育児ができない．
   ・夫や家族，友人等のサポートが得られない．
   ・その他，退院時に未解決の問題がある場合

2. 看護職によるサポートの方法

- 電話訪問，電話相談
- 退院後1カ月以内に行われる健康チェック
  （例：1週間健診，2週間健診など）
- 母乳栄養を中心とした外来での相談
- 家庭訪問

3. 利用できる社会資源にはどのようなものがあるか

- 公的サービス（**図3-10**）：保健所，保健センターの健診，相談，新生児訪問，保育園の育児相談
- 民間サービス：乳業会社，育児雑誌等の電話相談，子育て女性支援センター（助産婦会），開業助産師の母乳外来，企業内の母子相談室，ベビーシッター，産後専門家政婦等
- 育児グループ：育児グループ，母乳育児グループ等
- 産後ケア事業
  （ケアの内容）
  ① 母親の身体的ケアおよび保健指導，栄養指導
  ② 母親の心理的ケア
  ③ 適切な授乳が実施できるためのケア（乳房ケアを含む）
  ④ 育児の手技についての具体的な指導および相談
  ⑤ 生活の相談，支援（宿泊型のみ）
- 産後ケア事業の実施方法別主な特徴（**表3-20**）

〔2015（平成27）年3月現在〕

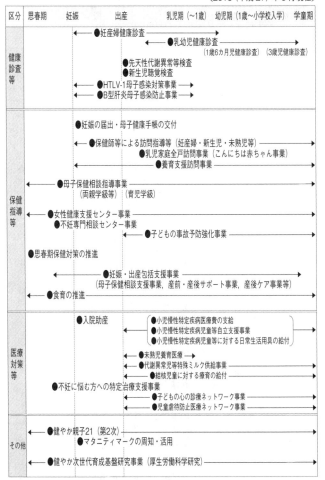

図 3-10　母子保健対策の体系（概要）（文献23より引用）

表 3-20　産後ケア事業の実施方法別主な特徴

実施方法	実施場所	特　徴
宿泊型	【共通特徴】	・アウトリーチ，デイサービスと比較して時間が長く取れるため，授乳指導・栄養指導等が複数回できる ・アウトリーチ，デイサービスと比較して利用料が高い
	病院，診療所	・必要に応じて医療的介入につなぐことが容易 ・本来業務に支障のない範囲で空きベッドを活用して実施 ・入院患者との区別（感染症対策，医療法上の報告事項等）が必要
	助産所	・家庭的な環境でケアを受けることができる
	産後ケアセンター	・他の入院患者等との区別等の配慮の必要がない ・他の利用者と交流でき，仲間づくりができる ・本事業に特化しているため，設備が整っているが，施設整備費が高い <助産所型> ・旅館業法等は適用除外 ・10床未満にする必要 ・分娩を取り扱わない場合は分娩室の設置は不要 <旅館業型> ・10床以上にすることが可能 ・旅館業法の基準等を満たす必要 <市区町村独自基準型> ・10床以上にすることが可能 ・市区町村で独自の基準（助産所の基準に準ずる）を設ける必要．旅館業法は適用除外 ・一部の法律は適用除外にならない

（次頁につづく）

デイサービス型 (個別型・ 集団型)	【共通特徴】	・宿泊型と比較して，利用料が安い ・利用時間が制限されるので，一度で十分なケアを受けることが難しい
	病院， 診療所	・設備が整っており，必要に応じて，医療的介入につなぐことが容易 ・空きベッドの利用を前提としているため，利用の希望が重なった場合，希望に沿えないことがある
	助産所	・家庭的な環境でケアを受けることができる
	産後ケア センター	・他の目的の利用者と区別され，当該の利用目的に配慮された中で保健指導を受けることができる ・仲間づくりができる
	保健セン ター等	・既存の施設の利用のため，比較的容易に実施することができる ・仲間づくりができる ・母子保健事業，子育て支援事業につなぎやすい
アウトリーチ型		・利用者の移動の負担がない ・実施担当者は母子の家族関係，住環境を見ることができるので生活全般の助言がしやすい ・生活の場で指導を受けるので，その後の生活に活かしやすい

（文献24より引用）

────── 第3章の文献 ──────

1) 内山芳子：REEDA会陰部治療状況の評価．助産婦誌
   36：79-81，1982

2) 日本産科婦人科学会，日本産婦人科医会・編監：産婦
   人科診療ガイドライン 産科編 2017．東京，日本産科婦
   人科学会事務局，2017（https://minds.jcqhc.or.jp/docs/
   minds/Obstetrical-practice/Obstetrical-practice.pdf）

3) 坂元正一，他・監：改訂版プリンシプル産婦人科学2．
   東京，メジカルビュー社，1998

4) 真木正博，他：産科DICスコア．産婦治療　50：119，
   1985

5) マーシャル・H・クラウス，ジョン・H・ケネル（Klaus
   MH, et al）・著，竹内　徹，他・訳：親と子のきずな．
   東京，医学書院，1985

6) 古谷　博，他：産褥血液成分，水，電解質，糖代謝の
   変化．産婦MOOK 7：44-54，1979

7) 厚生労働省：日本人の食事摂取基準（2015 年版）の概
   要．厚生労働省ホームページ（https://www.mhlw.
   go.jp/stf/seisakunitsuite/bunya/kenkou_iryou/
   kenkou/eiyou/syokuji_kijyun.html）

8) 宮崎和子・監，前原澄子・編：看護観察のキーポイン
   トシリーズ 母性〈Ⅱ〉褥婦・新生児・婦人科疾患（改
   訂版）．東京，中央法規出版，2000

9) 舘野政也：退院から2週間（産後8〜14日）産褥の病態生
   理．タイムテーブルからみた 産褥の保健指導．本多
   洋・編，ペリネイタルケア8（増刊）：1513-1520，1989

10) 天野和彦：入院中（産後2〜7日）産褥の病態生理・諸検
    査．タイムテーブルからみた 産褥の保健指導．本多
    洋・編，ペリネイタルケア8（増刊）：1433-1441，1989

11) UNICEF／WHO・著，橋本武夫・監訳：UNICEF／
    WHO母乳育児支援ガイド．東京，医学書院，2003

12) リンダ・J・カルペニート＝モイエ(Carpenito LJM)・著，日野原重明・監訳：カルペニート看護診断ハンドブック．東京，医学書院，1995

13) 国立成育医療研究センター，妊娠と薬情報センター：ママのためのお薬情報－授乳中の使用には適さないと考えられる薬．(https://www.ncchd.go.jp/kusuri/lactation/druglist_unfit.html)

14) 和田友香：特別な支援を必要とするとき－母親－母乳育児と薬．母乳育児支援スタンダード(第2版)．日本ラクテーション・コンサルタント協会・編：東京，医学書院，2015，330-338

15) 竹山政美，他，ひまわりの会：女性泌尿器科外来へ行こう－尿もれ，性器脱，間質性膀胱炎の治療と専門外来のガイド．東京，法研，2005，23

16) 今津ひとみ，他・編：母性看護学〈2〉．産褥・新生児(第2版)．東京，医歯薬出版，2006

17) 岡野禎治，他・訳：産後うつ病ガイドブック－EPDSを活用するために－．東京，南山堂，2006

18) 新道幸惠，他：母性の心理社会的側面と看護ケア．東京，医学書院，1990

19) 森　恵美，他：系統看護学講座 専門分野 Ⅱ－母性看護学概論－母性看護学1(第12版)．東京，医学書院，2012

20) 吉沢豊予子・編：助産師基礎教育テキスト(2012年版)第2巻－女性の健康とケア．東京，日本看護協会出版会，2012

21) Hatcher RA, et al：Contraceptive Technology (20th ed). New York, Ardent Media, 2011(http://www.contraceptivetechnology.org/wp-content/uploads/2013/09/CTFailureTable.pdf)

22) 早川謙一，他・監：Birth Control Manual－避妊を正しく実行するために－．大阪，バイエル薬品，2017(https://gynecology.bayer.jp/static/pdf/TRQ170702.pdf)

23) 厚生労働省：厚生労働白書　資料編–母子保健対策. 2015, 190(http://www.mhlw.go.jp/wp/hakusyo/kousei/15-2/dl/00.pdf)

24) 産前・産後サポート事業ガイドライン, 産後ケア事業ガイドライン. 2017(https://www.mhlw.go.jp/file/06-Seisakujouhou-11900000-Koyoukintoujidoukateikyoku/sanzensangogaidorain.pdf)

第4章
新生児編

●アセスメント項目●

――― ▶▶ 基本データ(健康歴) ―――

●一般ID情報:母親の年齢,職業,家族構成,経済状態,
           生活パターン,習慣,嗜好品(酒,たばこ),
           心理状態,住居環境,産前教育
●産科的健康歴:既存妊娠,分娩,産褥,新生児の異常,母
           乳分泌,授乳期間,今回の妊娠,分娩,新
           生児経過
●一般的健康歴:家族歴,遺伝性疾患,既往の疾患

I. 出生前のアセスメント

① ハイリスク因子

❶ 児のリスクを予測

児のリスクを予想することは，児の問題への早期対応のために必要である（**表4-1**）．

在胎週数や児推定体重，またはその組み合わせにより児のリスクを予測し，蘇生や処置の準備を行う（**表4-2**，p.309の**表4-27**参照）．

分娩時因子については，分娩進行にあわせてリスク因子の有無を判別する．

表 4-1　ハイリスク新生児の要因

リスク因子	児に起こりうる問題
●家族歴・妊娠歴	
家系に遺伝性疾患・血族結婚	奇形，遺伝性疾患
流早産・胎児死亡・新生児死亡，奇形などの既往	同様の疾患・問題の再発
●母体に関する因子	
母体の年齢（35歳以上）	染色体異常（ダウン症候群など），低出生体重児
糖尿病，妊娠糖尿病	奇形，巨大児，子宮内胎児発育遅延（IUGR），分娩外傷，低血糖，多血症，呼吸窮迫症候群（RDS），高ビリルビン血症，低カルシウム血症，心肥大
甲状腺機能亢進症	胎児・新生児甲状腺機能亢進症，IUGR
副甲状腺機能亢進症	胎児・新生児低カルシウム血症
重症筋無力症	胎児・新生児重症筋無力症，呼吸障害

（次頁につづく）

SLE（全身性エリテマトーデス）	IUGR，新生児ループス症候群，完全房室ブロック
先天性心疾患	先天性心疾患，IUGR
●妊娠中の因子	
TORCH感染症*	感染症（TORCH complex），IUGR，奇形
妊娠高血圧症候群	IUGR，早産児，新生児仮死
切迫流早産	未熟児，感染症，奇形
多胎	多血症，貧血，胎児間輸血症候群
胎児機能不全（NRFS）	新生児仮死，中枢神経系異常
羊水過多症	中枢神経系異常，上部消化管閉塞
羊水過少症	腎・尿路系の先天異常，IUGR
RhまたはABO血液型不適合	黄疸，溶血性貧血，胎児水腫
喫煙	IUGR
アルコール依存症	奇形（胎児アルコール症候群），IUGR
薬剤服用	奇形，IUGR，出血傾向など
●分娩に関する因子	
早産	無呼吸，低体温など
前期破水・母体発熱	感染症
羊水混濁	新生児仮死，胎便吸引症候群，感染症
分娩第2期遷延	新生児仮死，分娩外傷，頭蓋内出血，中枢神経系異常
骨盤位・他の異常胎位	分娩外傷
吸引分娩	帽状腱膜下血腫
鉗子分娩	分娩外傷
帝王切開分娩	一過性多呼吸症，RDS，sleeping baby

*TORCH感染症：トキソプラズマ（Toxoplasma），風疹ウイルス（Rubella），サイトメガロウイルス（Cytomegalovirus），単純ヘルペスウイルス（Herpes simplex），他の病原体（others）による感染症．

（文献1より引用）

表 4-2　在胎期間による新生児の分類

超早産児	extremely immature infant	在胎22〜27週で出生した新生児
早 産 児	preterm infant	在胎22〜36週で出生した新生児
正期産児	term infant	在胎37〜41週で出生した新生児
過期産児	postterm infant	在胎42週以降で出生した新生児

出生直後のアセスメント

1 出生直後の児の評価

> ▶▶アセスメント
> ❶ 呼吸・循環状態
> ❷ 外表奇形の有無
> ❸ 性別の判定

　出生直後の児における蘇生処置の必要性について，児の出生前後のわずかな時間で判断する必要がある（**図4-1**）.

❶ 呼吸・循環状態

　1分後は出生時の状態を，5分後は神経学的予後に関係する.
・アプガースコア（**表4-3**）
・新生児仮死：急性の呼吸循環不全を主として最終的には低酸素症のための血管系の虚脱・ショックへと移行する. 迅速な観察により蘇生から呼吸循環管理へと円滑に移行して，新生児へのストレスを最小限にくいとめる必要がある.
・新生児仮死の程度の評価：アプガースコア，臍帯動脈血pH（**表4-3**, p.285の**表4-17**参照）
・新生児仮死の原因（**図4-2**）
・新生児仮死にともなう臨床症状（**表4-4**）

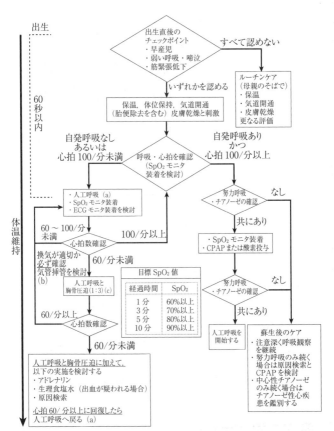

(a) 人工呼吸：新生児仮死では 90%以上はバッグ・マスク換気だけで改善するので急いで挿管しなくてよい．はじめ空気で開始し皮膚色，または SpO2 値の改善がなければ酸素を追加

(b) 適切に換気できていない場合は，胸骨圧迫にステップを進めず，換気の確保・実施に専念する

(c) 人工呼吸と胸骨圧迫：1 分間では人工呼吸 30 回と胸骨圧迫 90 回となる

図 4-1 新生児の蘇生法アルゴリズム2015日本版
（文献 2 より引用）

表 4-3　アプガースコア

	0点	1点	2点
心拍数	なし	100未満	100以上
呼　吸	なし	弱々しい泣き声	強く泣く
筋緊張	だらんとしている	いくらか四肢を曲げる	四肢を活発に動かす
反　射	反応しない	顔をしかめる	泣く
皮膚の色	全身蒼白または暗紫色	体幹ピンク四肢チアノーゼ	全身ピンク

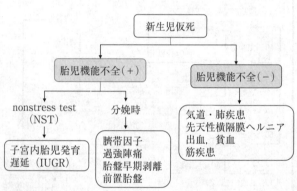

図 4-2　新生児仮死の原因（文献3より引用）

❷ 外表奇形の有無

3つ以上の小奇形，1つ以上の大奇形＋1つ以上の小奇形の場合には，染色体異常などによる症候群を疑う．

・外表奇形の種類（**表4-5，図4-3**）

表 4-4　新生児仮死にともなう臨床症状

中枢神経系	低酸素性虚血性脳症（HIE） 脳室周囲白質軟化症（PVL） 頭蓋内出血
呼吸器系	胎便吸引症候群（MAS） 肺出血 一過性の虚血性肺障害 気胸・縦隔気腫
循環器系	遷延性肺高血圧症 一過性心筋虚血による低血圧・心不全
消化器系	壊死性腸炎（NEC） 肝機能障害
腎　臓	急性腎不全 尿細管壊死
代　謝	アシドーシス 低血糖 低カルシウム（Ca）血症 低ナトリウム（Na）血症（SIADH） 高カリウム（K）血症
血　液	血小板減少 播種性血管内凝固（DIC）

（文献１より引用改変）

表 4-5　主な外表奇形の種類

部位	大　奇　形	小　奇　形
頭 顔　面	・無脳児 ・水頭症 ・脳ヘルニア ・小頭症 ・全前脳胞症（単眼・猿頭など） ・頭皮欠損	・短頭 ・後頭部突出 ・前頭部突出 ・後頭部扁平 ・円形顔・扁平な顔・三角顔 ・下顎後退

（次頁につづく）

口　唇	・口蓋裂	・小口
口　蓋	・口唇裂	・高く狭い口蓋
口	・小下顎症	・大口
	・口唇側裂（横裂）	・口角の下がった口
眼	・単眼	・眼瞼裂斜走（上向・下向）
	・無眼球症	・内眼角贅皮
	・小眼球症	・短い（長い）眼瞼裂
	・眼瞼欠損	・両眼隔離（接近）
	・虹彩欠損	・眼瞼下垂・眼球陥没（突出）
耳	・耳介の変形・低位・欠損	・軽度の耳介変形・低位
	・小耳症	・副耳
	・外耳道閉鎖症・耳瘻孔	・大耳・軽度の小耳
鼻	・鼻孔異所開存	・小さい鼻
		・高い鼻根部・鞍鼻
頸　部	・頸部瘻孔	・短頸・翼状頸
骨　部	・先天性脊柱湾曲・髄膜瘤	
胸腹部	・臍ヘルニア	・胸部変形
	・臍帯ヘルニア	・腹直筋離開
	・胸筋欠損・腹壁破裂	・臍ヘルニア（軽症）
	・胸骨破裂（心脱出を含む）	・臍帯ヘルニア（軽症）
外陰部	・鎖肛	・停留睾丸
	・尿道下裂	・小陰茎
	・性不確定・膀胱外反症	・大陰唇低形成
四　肢	・多指（趾）症	・短指，くも指
	・合指（趾）症	・深い足底のしわ
	・欠指（趾）症	・第5指短小，内彎
	・短肢症（上肢・下肢）	・拇指低形成
	・上（下）肢欠損奇形	・扇形足底，舟底状足底
	・裂手（足）	・爪の形成不全
	・先天性絞扼輪症候群	・指趾の重なり
気管・	・気管食道瘻	
消化管	・食道閉鎖	
皮　膚	・巨大な（多発）色素斑	・母斑
	・巨大な（多発）血管腫	・血管腫
	・魚鱗癬・皮膚欠損	
その他	・ダウン（Down）症候群・結合双生児	

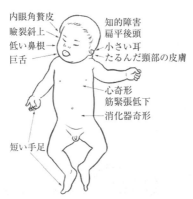

内眼角贅皮
瞼裂斜上
低い鼻根
巨舌

知的障害
扁平後頭
小さい耳
たるんだ頸部の皮膚

心奇形
筋緊張低下
消化器奇形

短い手足

図 4-3 Down症候群の特徴（文献４より引用）

❸ 性別の判定 (表4-6)

陰核肥大，尿道下裂などのある場合判定ができにくい．外性器の外観から判断の難しい場合には，安易な判定を避ける．

表 4-6 性分化疾患の分類

1）性染色体異常にともなう性分化疾患(DSD)
　（1）45, Xおよびその亜型(ターナー症候群など)
　（2）47, XXYおよびその亜型(クラインフェルター症候群など)
　（3）45, X/46, XYおよびその亜型(混合性性腺異形成など)
　（4）46, XX/46, XYおよびその亜型(キメラ，卵精巣性DSDなど)
2）46, XY DSD
　（1）性腺(精巣)分化異常
　　　ⅰ）完全型性腺異形成(索状性腺)
　　　ⅱ）部分型性腺異形成(SF1異常症など)
　　　ⅲ）精巣退縮症候群
　　　ⅳ）卵精巣性DSD
　（2）アンドロゲンあるいは抗ミュラー管ホルモン合成障害・作用異常
　　　ⅰ）アンドロゲン生合成障害(17β-ヒドロキシステロイド脱水素酵素欠損症，5α還元酵素欠損症，StAR異常症，P450オキシドレダクターゼ欠損症など)
　　　ⅱ）アンドロゲン不応症
　　　ⅲ）LH受容体異常症(レイディヒ細胞無形成，レイディヒ細胞低形成)

（次頁につづく）

    ⅳ）抗ミュラー管ホルモン異常症および抗ミュラー管

     ホルモン受容体異常症（ミュラー管遺残症）

 （3）その他（重症尿道下裂，総排泄腔外反など）

3）46, XX DSD

 （1）性腺（卵巣）分化異常

   ⅰ）卵精巣性DSD

   ⅱ）卵巣発生異常

   ⅲ）性腺異形成症

 （2）アンドロゲン過剰

   ⅰ）胎児性（21水酸化酵素欠損症，11β水酸化酵素欠損症

    など）

   ⅱ）胎児胎盤性（アロマターゼ欠損症，P450オキシドレ

    ダクターゼ欠損症など）

   ⅲ）母体性（黄体腫，外因性など）

 （3）その他（総排泄腔外反，ミュラー管形成不全症，腟閉鎖，

   MURCS症候群など）

（文献5より引用）

Ⅲ. 新生児期のアセスメント

1 一 般 状 態

▶▶アセスメント
❶ バイタルサインの移行期の変化
❷ 意識レベル
❸ バイタルサイン
❹ 血液検査値
❺ 姿　勢
❻ 全身の観察
❼ 嘔　吐
❽ 排　泄

❶ バイタルサインの移行期の変化

生後12時間以内は，母体外生活への適応のためにストレスの多い時期である．正常な新生児では３段階の過程をたどる（**図4-4**）．
①第１次反応期：生後30分まで
②睡眠期：生後30分～２時間
③第２次反応期：生後２時間以降，以後安定へと向かう

❷ 意識レベル

新生児の生理・行動学的な観察（バイタルサイン，筋緊張，運動，哺乳など）はいつもstateとの関係でとらえる（**表4-7**）．

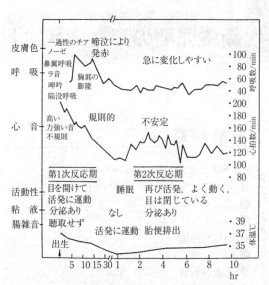

図 4-4 新生児における子宮外生活適応現象
臨床に観察できる生理学的変化

表 4-7 新生児意識レベル(state)のアセスメント

評価 項目	state 1 深い眠り	state 2 浅眠	state 3 もうろう状態
1. 活動性	体動なし, 時に「びっくり」反射	胎動わずか, 体を少し動かす	変化する
2. 呼吸のパターン	ゆるやか, 規則的	不規則	不規則
3. 眼球運動	なし	レム(REM)	まぶた重そう, 目は開くか閉じている
4. 顔面の動き	時に吸啜, その他の運動なし	時に微笑, ぐずるように泣く	ときどき動く

(次頁につづく)

| | 強い刺激にのみ反応，目ざめさせることが困難 | 外的・内的刺激に反応性亢進 | 反応が遅い |
| 5. 反応レベル | | | |

評価項目	state 4 静かで鋭敏	state 5 活発で鋭敏	state 6 啼泣
1. 活動性	体動が少ない	活発，時に泣きたてる	活発，号泣
2. 呼吸のパターン	規則的	不規則	乱れる
3. 眼球運動	ぱっちり目を開く，注視する	目を開けている，あまりはっきりと開けていない	目を開けているか，かたく閉じている
4. 顔面の動き	明るく，目ざめた状態	活発な顔面の運動あり	しかめつら
5. 反応レベル	環境内の刺激に注意を向ける	刺激（例：空腹，疲労，不快）に敏感	不快な刺激に鋭敏

（文献 6 より引用）

❸ バイタルサイン

1. 呼　　吸 (表4-8〜10)

①呼吸数

・正常：30〜60回/min（安静時は40〜50回/min）

・異常徴候：30回/min以下　徐呼吸

　　　　　　60回/min以上　多呼吸

　　　　　　20秒以上の無呼吸

②呼吸パターン・呼吸型

・正常：リズムも深さも不規則であることも多い．

　　　　肺機能が確立するまで浅く不整

・異常徴候：鼻翼呼吸，陥没呼吸，シーソー呼吸，呻吟，

　　　　　　下顎の沈下

表 4-8　シルバーマン–アンダーソン・スコア

	上胸部	下胸部	剣状突起陥没	鼻孔拡大	呼気時うめき声
0点	胸と腹とが同時に上下する	肋間陥没なし	なし	なし	なし
1点	呼気のとき胸が遅れる	わずかにみえる	わずかにみえる	軽　度	聴診器でのみ聞こえる
2点	シーソー運動 （腹が上がると胸が下がる）	著　明	著　明	著　明	耳で聞こえる

（文献1より引用）

表 4-9　新生児期の呼吸障害の原因

先天奇形	肺低成形，肺リンパ管拡張症，後鼻孔閉鎖，先天心疾患など
感染症	肺炎，敗血症，髄膜炎など
新生児仮死	胎便吸引症候群，気胸，心不全，横隔神経麻痺など
早産児	呼吸窮迫症候群など
中枢神経障害	頭蓋内出血，髄膜炎など
代謝異常	高アンモニア血症など
多血症	脱水など
高体温	低酸素性脳症など
腹部膨満	腹部疾患
新生児一過性多呼吸症	

（文献7より引用改変）

表 4-10　搬送を考慮すべき呼吸障害の症状

多呼吸	呼吸数が60回/min以上．1回換気量不足を数で補い，分時換気量を保つための努力
陥没呼吸	胸骨剣状突起下や肋間に吸気性の陥没を認める．気道狭窄や肺コンプライアンスが低い場合に1回換気量を増やす努力
呻吟	呼気時の喉頭喘鳴．声帯を閉じて気道の陽圧を高め，末梢気道の虚脱を防ぐ努力

(文献7より引用改変)

表 4-11　副雑音の分類

		音の性質	聞こえ方	原因
連続性ラ音	いびき音 (rhonchi)	吸気／呼気 (低調性)	ゼロゼロ	上気道の分泌物や狭窄
	吸気性喘息 (stridor)	吸気 (高調性)	ゼイゼイ	上気道の狭窄
	笛音 (wheeze)	呼気 (高調性)	ヒューヒュー	下気道の狭窄
断続性ラ音	水泡音 (coarse crackle)	吸気の初期	ブツブツ	肺炎，新生児一過性多呼吸，気道内分泌物など
	捻髪音(fine crackle)	吸気の末期	バリバリ	間質性肺炎など
その他	胸膜摩擦音	吸気／呼気	ギュッギュッ	胸膜炎

(文献8より引用改変)

③呼吸音（表4-11）

・正常：雑音や左右差なし．

・異常徴候：ラ音や左右差がある．

2. 心　拍（表4-12，図4-5）

①心拍数

・正常：120～160回/min（睡眠安静時120～140回/min，覚醒安静時140～160回/min）

深睡眠時100回/min以下，啼泣時180回/min以上となる場合もある．

・異常徴候：180回/min以上　頻脈

　　　　　　90回/min以下　徐脈

②心拍のパターン・心音

・正常：リズム規則的，雑音なし.

・異常徴候：リズム不整，ギャロップリズム

　　　　　　雑音あり（生後24時間以内の場合，異常でな
　　　　　　いこともある）.

表 4-12　心雑音の強度（レバイン分類）

Ⅰ度	かろうじて聴取できる
Ⅱ度	とても弱いが，ただちに聴取できる
Ⅲ度	中程度の強さ．振動は触知できない
Ⅳ度	容易に聴取できる．振動が触知できる
Ⅴ度	聴診器の一部を胸壁から離しても聴取できる. 振動が触知できる
Ⅵ度	聴診器を胸壁から離しても聴取できる

（文献 9 より引用改変）

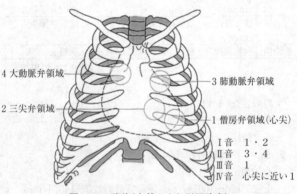

4 大動脈弁領域

3 肺動脈弁領域

2 三尖弁領域

1 僧房弁領域（心尖）

Ⅰ音　1・2
Ⅱ音　3・4
Ⅲ音　1
Ⅳ音　心尖に近い1

図 4-5　聴診（文献 9 より引用改変）

膜面を用い，心尖拍動もしくは僧帽弁領域から心臓の聴診を始め，
三尖弁領域，肺動脈弁領域と系統的に聴診部位を移動．ベル面で
同様の手技を用い繰り返す.

　　　　心音が聞こえにくい，遠くで聞こえる，分裂
　　　　がある．
　　　　心音聴取部位がずれている．

3. 体　　温（図4-6，表4-13〜15）

・正常：直腸温が36.5〜37.5℃に保たれ，冷感がない状態
　　　　直腸温→36.5〜37.5℃，腋窩温→36.4〜37.2℃
・異常徴候：36.0℃以下　低体温
　　　　　　37.5℃以上　高体温
　　　　　　体温が不安定

4. バイタルサインの判断

　　Stateや環境（外的刺激），推移などを考慮して判断する．

表 4-13　新生児の低体温の原因

1）内因性（児の異常による）：<u>直腸温≦皮膚温</u>
・敗血症，髄膜炎
・中枢神経系異常
・甲状腺機能低下症
・極小未熟児
・その他
2）外因性（温度環境の異常による）：<u>直腸温＞皮膚温</u>
・出生後の処置の問題（羊水を拭き取らずに分娩室の冷たい環境に長い時間おかれる）
・患児輸送中の問題（輸送用保育器の温度が十分でない）
・新生児室内の気温の低下
・サーボコントロールの異常などによる保育器内の気温の低下
・その他

（文献10より引用）

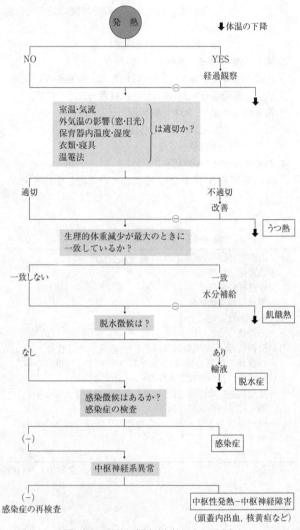

図 4-6　発熱の観察（文献 1 より引用）

表 4-14　新生児の高体温の原因

1）内因性（児の異常による）：<u>直腸温＞皮膚温</u>
　・感染症
　・頭蓋内出血，痙攣などにともなう中枢性発熱
　・脱水，飢餓熱
　・甲状腺機能亢進症
　・薬物，輸血などによる発熱物質
　・その他
2）外因性（温度環境の異常による）：<u>直腸温≦皮膚温</u>
　・夏季熱などの高温度環境
　・着せすぎ
　・サーボコントロールの異常
　・温室効果（green house effect）
　・その他

（文献10より引用）

**表 4-15　過熱された健康新生児と設定値の
上昇した発熱新生児の相違点**

過熱された新生児	発熱した新生児
直腸温上昇	直腸温上昇
温かい手足	冷たい手足
腹壁温が手の温度より 2℃以内で高い	腹壁温が手の温度より 3℃以上高い
皮膚色ピンク	皮膚色蒼白
四肢を伸展した姿勢	嗜眠状態
健康そうな外観	重症感がある

（文献11より引用）

❹ 血液検査値

正常を逸脱した徴候のみられる新生児には，血液などによる検査が行われる．

1．一般血液・血液生化学検査（表4-16〜19）

表 4-16　生化学的正常値

測定項目（単位）		新生児 （早期産児/正期産児）	成人 （男性/女性）
無機質	Na　　　　　　（mEq/L）	128～148/134～144	135～148
	K　　　　　　　（mEq/L）	3.0～6.0/3.7～5.0	3.5～5.3
	Cl　　　　　　（mEq/L）	95～110/96～107	98～106
	Ca　　　　　　（mg/dL）	6.1～11.0/5.9～10.7	8.5～10.4
	Mg　　　　　　（mEq/L）	1.4～2.2	1.3～2.1
	P　　　　　　　（mg/dL）	5.4～10.9/3.5～8.6	3.0～4.5
	Fe　　　　　　（μg/dL）	100～250	60～150/50～130
	Cu　　　　　　（μg/dL）	20～70	70～140/80～155
	Zn　　　　　　（μg/dL）	66～125	
非たんぱく質系	BUN　　　　　（mg/dL）	3～25/4～18	7～18
	クレアチニン　（mg/dL）	0.6～1.2	0.6～1.2/0.5～1.1
	尿　酸　　　　（mg/dL）	1.3～5.7	4.0～6.8/3.0～5.4
	アンモニア（全血）（μg/dL）	100～200/90～150	40～80
糖質	血　糖　　　　（mg/dL）	20～60/30～60	70～105
	乳　酸　　　　（mg/dL）	11～19	9.4～9.8
	ガラクトース　（mg/dL）	0～20	
脂質	総脂質　　　　（mg/dL）	170～450	400～800
	リン脂質　　　（mg/dL）	75～170	125～300
	コレステロール（mg/dL）	45～150	140～250
	トリグリセリド（mg/dL）	5～40	40～160/35～135
	遊離脂肪酸　　（mmol/L）	0.3～0.9	
リポたんぱく	リポプロテイン　（mg/dL）		
	総リポプロテイン	170～440	500～1,100
	α-リポプロテイン	70～180	150～330
	β-リポプロテイン	50～160	225～540
	カイロミクロン	50～110	100～270
たんぱく質	総たんぱく　　（g/dL）	4.3～7.6/4.6～7.4	6.0～8.0
	アルブミン　　（g/dL）	3.1～4.2/3.6～5.4	3.5～4.7
	α_1-グロブリン（g/dL）	0.1～0.5/0.1～0.3	0.2～0.3
	α_2-グロブリン（g/dL）	0.3～0.7/0.3～0.5	0.4～0.9
	β-グロブリン　（g/dL）	0.3～1.2/0.2～0.6	0.5～1.1
	γ-グロブリン　（g/dL）	0.3～1.4/0.2～1.0	0.7～1.2
	α_1-アンチトリプシン（mg/dL）	111～287	198～350
	セルロプラスミン（mg/dL）	11～25	27～47
	α_2-マクログロブリン（mg/dL）	309～453	92～368
	トランスフェリン（mg/dL）	106～154	264～336

（次頁につづく）

酵素	GOT	(U/L)	5〜40	7〜21/6〜18
	GPT	(U/L)	5〜28	6〜21/4〜17
	LDH	(U/L)	290〜500	40〜90
	アルドラーゼ（Bucher単位）		0.03〜0.67	0.05〜0.21
	CPK	(U/L)	10〜300	12〜65/10〜50
	アルカリフォスファターゼ	(U/L)	50〜165	20〜70
	酸性フォスファターゼ	(KA/U/mL)	10.4〜16.4	0.5〜11.0/0.2〜9.5
	コリンエステラーゼ	(ΔpH)	0.25〜1.21	0.59〜1.19
	LAP	(U/mL)	115〜375	67〜203
	γ-GTP	(mU/mL)	0〜220	0〜58
免疫系	IgG	(mg/dL)	831〜1231	853〜1563
	IgM	(mg/dL)	6〜16	72〜126
	IgA	(mg/dL)	0〜5	139〜261
	C_3	(mg/dL)	35〜95	46〜110/60〜108
その他	葉酸	(ng/dL)	6〜13	6〜16
	ビタミンE	(mg/dL)	0〜1.07/0〜1.32	0.1〜1.62

（文献12より引用）

表 4-17 新生児動脈血液ガス正常値

	Po_2 (mmHg)	Pco_2 (mmHg)	pH	BE
臍帯動脈	27.4 ± 5.7	37.8 ± 5.6	7.320 ± 0.055	− 5.5 ± 1.2
臍帯静脈	15.9 ± 3.8	49.1 ± 5.8	7.242 ± 0.059	− 7.2 ± 1.7
生後 5〜10分	49.6 ± 9.9	46.1 ± 7.0	7.207 ± 0.051	− 9.8 ± 2.3
30 分	54.1 ± 11.5	37.7 ± 5.7	7.297 ± 0.044	− 7.8 ± 1.7
60 分	63.3 ± 11.3	36.1 ± 4.2	7.332 ± 0.031	− 6.5 ± 1.3
5 時間	73.7 ± 12.0	35.2 ± 3.6	7.339 ± 0.026	− 6.3 ± 1.3
24時間	72.7 ± 9.5	33.4 ± 3.1	7.369 ± 0.032	− 5.2 ± 1.1
3 日	75.6 ± 11.5	33.1 ± 3.4	7.364 ± 0.027	− 5.9 ± 1.2
7 日	73.1 ± 9.7	35.9 ± 3.1	7.37 ± 0.02	− 3.2 ± 0.6

（文献13より引用）

表 4-18　正期産新生児の血球算定値

測定項目		0日	1～2日	3～4日	5～7日
*赤血球数	（×10⁶/mm³）	5.35±0.58	5.06±0.46	5.05±0.47	4.97±0.45
*ヘモグロビン	（g/dL）	19.0±2.1	17.9±1.8	17.6±1.8	17.0±1.7
*ヘマトクリット	（％）	57.9±4.4	54.4±5.6	52.7±5.5	50.8±5.3
*MCV	（μm³）	109±4	108±4	105±4	104±3
*MCH	（pg）	35.5±1.7	35.4±1.2	34.9±1.3	34.3±1.3
*MCHC	（％）	32.6±1.3	32.9±0.9	33.2±0.7	33.4±0.9
有核赤血球	（％）	1.5	0.4	0.07	0
網状赤血球	（％）	35.5	36.3	32.9	7.6
*白血球数	（×10³/mm³）	19.6±5.6	17.9±4.5	10.3±2.2	10.9±3.8
ヘモグラム	（％）				
骨髄球・後骨髄球		2.0	0.8	1.1	1.2
分葉核好中球		49.5	57.8	40.8	32.0
桿状核好中球		15.1	10.1	8.6	4.3
好酸球		1.7	1.8	2.9	2.7
好塩基球		0.3	0.3	0.2	0.5
単　球		4.0	3.3	3.9	6.1
リンパ球		27.1	27.3	43.1	53.1
**血小板数	（×10⁴/mm³）	24.7±6.8	27.2±8.4	28.1±6.8	29.1±3.9

*Coulter Counter Model Sによる測定値.
**Brecher Cronkiteによる測定値.

（文献14より引用）

表 4-19　内分泌学的正常値

測定項目		臍帯血	新生児	成　人
T₃	（ng/dL）	30～70	90～170	115～190
T₃レジン摂取率	（％）		27～32	25～35
T₄	（ng/dL）	8～12	14～23	4～11
ＴＳＨ	（μIU/mL）	3～12	4～15	2～11
インスリン	（μIU/mL）		＜8	7～24
アルドステロン	（ng/dL）		10～35	5～30
成長ホルモン	（ng/mL）		12～34	1～5
17 OHP	（ng/mL）		0～3.1	1 前後

（文献12より引用）

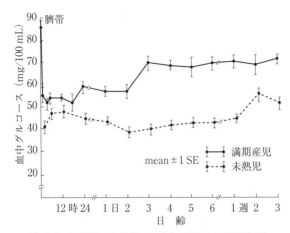

図 4-7　新生児の血糖値の変動（文献15より引用改変）

2. 血糖検査（図4-7）

・血糖の基準値：50～150mg/dL

・血糖異常による症状は初期には出現しにくく，リスクの高い児において定期的に測定する.

・血糖測定上の誤差に注意し，40 mg/dL以下にならないよう管理する.

3. CRP（C-reactive protein）（図4-8）

感染症の早期診断に適している.

分娩時のストレスによって生後24～48時間は生理的なCRPの上昇をもたらす.

感染の場合は＋2以上消退せず，その後さらに上昇する.

4. APRスコア

感染症の経過の把握や治療効果の判定を行う.

・α_1AG，Hpは日齢や出生体重により異なる（図4-9）.

・CRPは新生児の全身細菌感染症において50～90%の陽性率を示す. 感染症以外の場合にも陽性となることがあるため，Hp，α_1AGを加えて評価する（図4-10，11）.

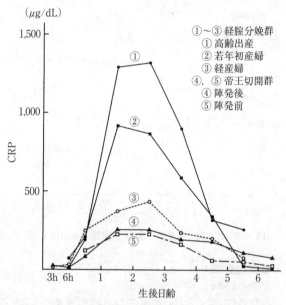

図 4-8 出生後の生理的なCRP値の変化（文献16より引用）

すべての群で，生後6時間まではCRP値は0であるが，以後上昇し，生後48時間前後にピークとなる．

ピーク値は①から⑤までストレスが強いと考えられる分娩ほど高くなっている．

CRP，α_1AG，Hpが正常値を超えた場合＋1とし，3つの合計点が＋2以上のときは感染の可能性が高く，0のときは感染を否定できる．

5. Apt検査

下血や吐血が母体血の嚥下によるものか，児の消化管の出血かを鑑別する検査

NaOHを加え，黄色に変色→母体血

　　〃　　　　ピンクのまま→児血

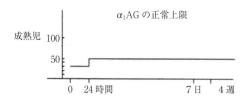

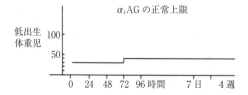

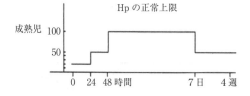

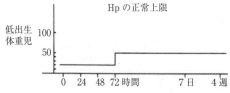

図 4-9 α_1AG，Hpの正常上限の設定（文献17より引用）

CRP	↑	↑	–	↑	↑	–	–	–
α_1AG	↑	↑	↑	–	–	↑	–	–
Hp	↑	–	↑	↑	–	–	↑	–
APR スコア	3	2	2	2	1	1	1	0

↑：CRPの1mg/dL以上の増加およびα_1AG, Hpの正常上限以上の増加
－：正常範囲内の値

図 4-10 APRスコアの点数(文献17より引用)

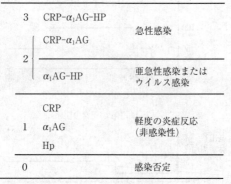

図 4-11 APRスコアの評価(文献17より引用)

❺ 姿　　勢

左右対称に四肢を屈曲している．筋緊張が低下すると四肢
が伸展する（**図4-12**）．

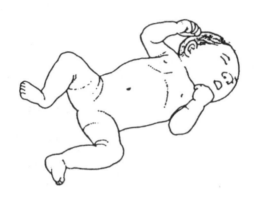

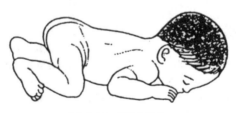

図 4-12　正常な姿勢

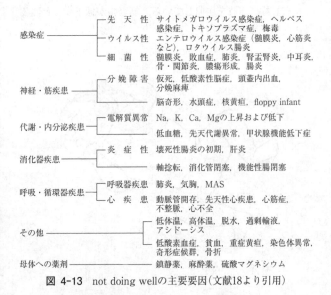

図 4-13　not doing wellの主要要因（文献18より引用）

❻ 全身の観察（図4-13，表4-20〜22）

not doing well（なんとなくおかしい，元気がない）はあらゆる疾患の初期症状であるため，症状の推移と全身状態の詳細な観察がより重要である．

① 一般症状；哺乳力不良，低体温，四肢冷感
② 活動性；弱々しい泣き声，自動運動減少
③ 体重減少；体重増加不良
④ 皮膚症状；蒼白，貧血，黄疸，チアノーゼ，浮腫，発疹
⑤ 消化器症状；嘔吐，下痢，腹部膨満
⑥ 呼吸・循環器症状；呼吸不全，無呼吸，頻脈，徐脈
⑦ 神経系症状；傾眠，不隠，痙攣，振戦，筋緊張の低下，
　　反射の亢進や減弱

表 4-20　新生児の日常の観察点

観察項目	正常範囲	注意すべき状態
皮　膚	・サモン斑 ・陰部色素沈着 ・新生児単純性紫斑 ・蒙古斑 ・鼻皮脂 ・稗粒腫 ・新生児中毒性紅斑 ・斑状紅斑，点状紅斑 ・網状皮斑（大理石模様） ・落屑 ・水晶様汗疹 ・四肢末端・口唇周囲チアノーゼ ・新生児黄疸	・蒼白 ・全身性のチアノーゼ ・異常な紅潮 ・生後24時間以内の黄疸 ・膿疱瘡 ・亀裂，剥離 ・血管腫 ・色素性母斑 ・肛囲皮膚炎
頭　部	・大泉門…ダイヤモンド形約２〜３cm ・小泉門…三角形（約０〜１cmの広さ） ・頭蓋の変形 ・頭蓋瘻 ・産瘤，軽度の頭血腫	・小頭症，水頭症 ・大泉門閉鎖 ・小泉門の陥没または膨隆 ・頭血腫 ・帽状腱膜下出血 ・頭囲の急激な増加
眼	・一過性斜視 ・結膜下出血 ・人形の目運動 ・head turning to light	・持続的で固定した斜視 ・生後24時間後の眼脂 ・膿性眼脂 ・瞳孔白濁 ・涙の停留 ・両眼隔離，眼内角贅皮 ・眼球運動異常
耳		・耳介の変形，位置異常 ・耳介前瘻孔，副耳
鼻		・鼻閉
口　腔	・エプスタイン真珠 ・舌小帯	・魔歯（先天性歯牙） ・舌小帯癒着症 ・泡沫様粘液分泌過多 ・鵞口瘡

（次頁につづく）

頸　部		・胸鎖乳突筋の腫瘤 ・甲状腺膨張 ・リンパ管腫 ・翼状頸
躯　幹	・乳房の膨張 ・奇乳(魔乳) ・臍肉芽 ・軽く突出した腹部 ・肝および腎の蝕知 ・腸雑音 ・腹直筋離開	・胸部膨張および陥没 ・単一臍帯動脈 ・臍帯または臍帯周辺からの出血 ・臍帯部位からの滲出液 ・光沢をともなう腹部膨満 ・舟状腹部 ・腹部腫瘤 ・背面の腫瘤，洞，くぼみ
外陰部	〈女児〉 ・発赤と膨張 ・腟出血(新生児月経) ・腟分泌物 ・処女膜ポリープ状浮腫 〈男児〉 ・陰のうの膨張	・成熟児で停留睾丸 ・尿道下裂，尿道上裂 ・性別不明な性器
四　肢	・骨盤位分娩で出生した児の下肢の伸展 ・内反足，外反足，鈎足でも関節の可動範囲が正常であるもの	・四肢の1つが異常な位置または格好をとるもの ・内反尖足，外反踵足 ・股関節脱臼
嘔　吐	・軽度の溢乳 ・一過性の嘔吐	・持続的な嘔吐 ・吐血，胆汁様吐物 ・噴水様嘔吐
排　泄	〈便〉 ・生後48時間ぐらいまでは胎便で，それ以後は移行便から普通便へ変わる ・授乳内容による便性の変化 〈尿〉 ・尿酸塩尿〈レンガ色の結晶〉	・生後24時間排便なし ・ゴム状の胎便，小さな塊状の胎便 ・下痢 ・血便 ・灰白色便 ・無尿，血尿

(文献1より引用改変)

表 4-21　微細発作の種類

1	眼球運動の異常 水平眼球偏位(痙攣様の眼球運動をともなうこともある)，一点凝視固定，律動的瞬目
2	口腔，頬部，舌の異常運動 律動的吸啜，咀嚼運動，舌を出す，啼泣，しかめっ面を繰り返す，ウインク様の動き
3	四肢の異常運動 自転車漕ぎ様の下肢運動，水泳のクロール様の上肢運動
4	自律神経症状 血圧上昇，多呼吸，頻脈，徐脈，皮膚の蒼白・紅潮，チアノーゼ
5	呼吸運動の異常 無呼吸発作，発作性過呼吸，吃逆

(文献19より引用)

表 4-22　産科新生児におけるチアノーゼの鑑別診断

A. 中心性チアノーゼ
　1)気道・呼吸器疾患
　　・緊張性気胸　　　　　　　　・横隔膜ヘルニア
　　・肺炎　　　　　　　　　　　・先天性気道狭窄
　　・気管食道瘻　　　　　　　　・後鼻孔閉鎖
　2)先天性心疾患
　　・肺動脈閉鎖　　　　　　　　・総肺静脈還流異常症
　　・ファロー四徴症　　　　　　・総動脈幹症
　　・三尖弁閉鎖　　　　　　　　・左心低形成
　　・大血管転位症
　3)遷延性肺高血圧症
　4)痙攣・無呼吸発作
　　・頭蓋内出血　　　　　　　　・電解質異常
　　・低酸素性虚血性脳炎　　　　・低血糖
　　・敗血症　　　　　　　　　　・髄膜炎
　5)その他
　　・メトヘモグロビン血症　　　・先天性筋疾患

B. 末梢性チアノーゼ
　1)寒冷　　　　　　　　　4)血管運動神経の未熟，不安定状態
　2)うっ血
　3)多血症

(文献20より引用)

❼ 嘔　　吐

食道・胃の解剖学的および機能的に溢乳や嘔吐をしやすく，生理的な初期嘔吐がしばしばみられるが，疾患による嘔吐であるか否かを判断していく必要がある．嘔吐の時期，吐物の性状，全身状態，呼吸状態，腹部所見などの症状とともに判断する（図4-14，表4-20，23）.

❽ 排　　泄（表4-23）

・初回排泄はほとんど24時間以内にある.

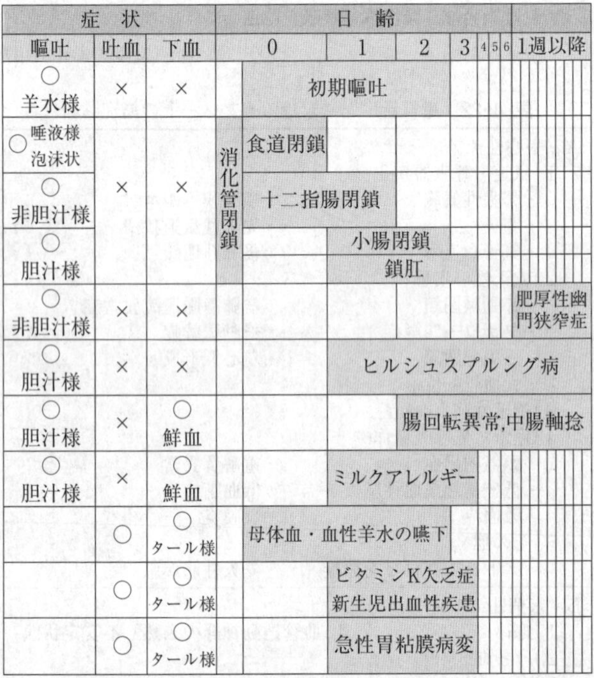

症　状			日　齢							
嘔吐	吐血	下血	0	1	2	3	4	5	6	1週以降
◯ 羊水様	×	×		初期嘔吐						
◯ 唾液様 泡沫状	×	×	消化管閉鎖	食道閉鎖						
◯ 非胆汁様				十二指腸閉鎖						
◯ 胆汁様					小腸閉鎖					
					鎖肛					
◯ 非胆汁様	×	×								肥厚性幽門狭窄症
◯ 胆汁様	×	×			ヒルシュスプルング病					
◯ 胆汁様	×	◯ 鮮血				腸回転異常,中腸軸捻				
◯ 胆汁様	×	◯ 鮮血			ミルクアレルギー					
	◯	◯ タール様		母体血・血性羊水の嚥下						
	◯	◯ タール様			ビタミンK欠乏症 新生児出血性疾患					
	◯	◯ タール様			急性胃粘膜病変					

図 4-14 新生児の嘔吐・吐血・下血をともなう疾患の
発症しやすい時期（文献21より引用）

表 4-23　新生児期の吐血・下血－主な疾患の診断の手がかり

疾患名	どちらが主か		特徴的な事柄	重要な検査
	吐血	下血		
母の血液を嚥下	○	○	他に異常症状なし	Apt試験
外傷性の出血	○	○	鼻-胃カテーテル，重症仮死の蘇生法，直腸検温の体温計の破損	
新生児出血性疾患	○	○	生後2～5日に好発ビタミンKの投与を受けなかった	血小板正常，PT*，PTT**延長ヘパプラスチンテスト，PIVKA-II
潰瘍性食道炎	○		頻回の嘔吐などにより起こる食道裂孔ヘルニア，噴門弛緩症，肺硝子膜症などに合併	原因疾患のX線診断
胃穿孔，腸穿孔	○	○	急激な腹部膨満，ショック症状，腹膜炎の症状	単純撮影：腹腔内に多量のガスと液体
消化性潰瘍（胃，十二指腸）	○	○	低酸素症，頭蓋内出血，重症感染症などに合併X線で潰瘍を証明することは困難な場合が多い	X線診断：穿孔の有無
壊死性腸炎		○	主として未熟児．吐物は胆汁着色腹部膨満，血便，下痢腹部皮膚色の変化（blue abdomen）	単純撮影：小腸拡張像と腸管内液面像（niveau），腸壁内ガス像，門脈内ガス像，腹腔内ガス像（穿孔），クロステーブルによる撮影は有用
細菌性腸炎		○	下痢，粘血便，脱水症状他児への感染に注意	便培養（病原大腸菌，赤痢菌，サルモネラなど）
播種性血管内凝固		○	基礎疾患に続発：敗血症，呼吸障害，産科的合併症（胎盤早期剥離，子癇，双胎の1児死亡）など採血部位の止血困難，出血斑	血小板減少，PTおよびPTT延長，フィブリノーゲン減少，フィブリン分解産物の増量

（次頁につづく）

肛門亀裂，びらん		○	便に少量の血液が付着，全身状態良好，視診により発見	視診
腸回転異常，腸軸捻転症		○	嘔吐，腹部膨満	X線診断：造影法（結腸，盲腸の位置異常）
メッケル(Meckel)憩室		○	下血が主要症状（しばしば大量） 下血を繰り返す場合には本症を疑う	^{99m}Technetium 静注後のスキャン
重複腸管		○	大きな場合には嚢腫状のものを触れる	X線診断：造影法
血小板減少症		○	皮膚の点状出血 血小板減少の原因を追求する	血小板：150,000／mm^{3}未満（100,000／mm^{3}未満は決定的な減少）
先天性凝固因子欠損		○	血友病など，家族歴 臍帯出血，大きな頭血腫など	血小板数正常，PT*，PTT** で診断の方向づけの後，個々の凝固因子を検査
乳児ビタミンK欠乏性出血症	○	○	生後2週から2カ月に好発 主として母乳栄養児（1,700例中1例） 頭蓋内出血が多い（症例の約80%）	新生児出血性疾患の場合と同じ
原因不明		○	便に少量の新鮮血が付着 全身状態良好	除外診断
その他の稀な疾患		○	腸重積，牛乳（ミルク）アレルギーなど	

*PT：プロトロンビン時間.
**PTT：部分トロンボプラスチン時間.

(文献18より引用)

・初回排尿は濃縮していることが多く，しばしば尿酸塩を含む.
・胎便は暗緑色，粘稠性，無臭の便で，2～3日で黄色便を含む移行便となり，その後黄色泥状便の普通便になる.
・初回排便が生後24時間以内にない場合，先天性消化管閉鎖症，ヒルシュスプルング病，胎便閉塞症候群などが疑われる.

②　生理的変化

▶▶アセスメント
❶ 生理的体重減少
❷ 生理的黄疸
❸ 病的黄疸のリスク因子

❶ 生理的体重減少

・出生体重の10%以内
・1〜2週で出生時体重に復帰するが，哺乳量や哺乳方法により異なる．

❷ 生理的黄疸

・新生児黄疸はほとんどの新生児でみられる．正常児は日齢2〜3日から肉眼的黄疸（血清ビリルビン値8mg/dL）が認められ，日齢5日ごろピークとなり，以後漸減していく．

1. 血清ビリルビン値（図4-15，表4-24）
2. 皮膚の可視黄疸の範囲（図4-16）
3. 光線治療のための基準（図4-17）
4. 新生児黄疸の鑑別診断（図4-18）

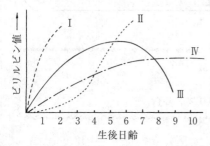

Ⅰ：早期上昇型（溶血, 子宮内感染症）
Ⅱ：後期上昇型（新生児感染症）
Ⅲ：生理的黄疸
Ⅳ：遷延型（閉塞性黄疸, 母乳性黄疸）

図 4-15 原因別にみた各種黄疸の経時的変化

表 4-24 完全母乳栄養の正常成熟新生児における
経皮的ビリルビン濃度測定値の部位別推移

年齢	症例数	前額部	胸部	胸骨部
（生後時間）				
1	30	8.70 ± 0.64	8.03 ± 0.83	7.85 ± 0.91
2	39	9.78 ± 0.91	8.83 ± 0.72	8.64 ± 0.78
6	32	10.55 ± 1.16	9.77 ± 1.03	9.55 ± 0.84
12	44	11.86 ± 1.22	11.47 ± 1.11	11.26 ± 1.12
（生後日数）				
1	114	14.62 ± 1.54	14.23 ± 1.69	13.85 ± 1.61
2	114	17.78 ± 1.88	17.96 ± 2.27	17.37 ± 1.88
3	114	20.32 ± 2.36	20.68 ± 2.34	20.09 ± 2.27
4	114	21.64 ± 2.83	22.00 ± 2.89	21.15 ± 2.76
5	114	22.11 ± 3.30	22.44 ± 3.22	21.72 ± 3.16
6	115	22.21 ± 3.61	22.41 ± 3.72	21.67 ± 3.61
7	93	22.02 ± 3.67	22.22 ± 3.87	21.62 ± 3.72

mean ± SD   （文献22より引用）

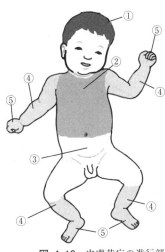

① 頭部と頸部
② 臍から上の体幹
③ 腰，下腹部と大腿
④ 膝から足関節
　上腕から手関節
⑤ 手と足
　（手掌，足蹠を含む）

図 4-16 皮膚黄疸の進行部位（クラマー　Kramer）
（文献1より引用）

❸ 病的黄疸のリスク因子

・病的黄疸には，生後24時間以内に可視黄疸が認められる
　早発黄疸，ビリルビン値が正常域を超えて高い重症黄疸
　（高ビリルビン血症），黄疸が長引く遷延性黄疸がある
　（**表4-25**）．

1. 出 生 前

Rh不適合，ABO不適合，母の輸血の既往，妊娠中の感染
症，母体への薬物投与，家族歴，既往歴（新生児溶血性疾
患，母乳性黄疸，家族性高ビリルビン血症，糖尿病など）

2. 分 娩 中

早産，感染，吸引分娩

3. 出 生 後

仮死，SFD/SGA，アシドーシス，呼吸窮迫，低血糖症，
低体温，低たんぱく血症，感染症，大きな頭血腫，大泉
門膨隆，出血斑，多血症，哺乳不全など

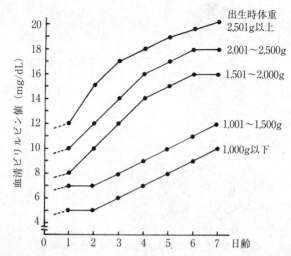

図 4-17 光線治療のための基準(村田)(文献23より引用)
1) 出生当日を日齢0とする.
2) 下記①〜⑧の核黄疸危険増強因子のいずれかが存在するときには,一段低い基準線を超えたときに光線療法を考慮する.

① 新生児溶血性疾患   ⑤ 低体温(≦35℃)
② 仮死   ⑥ 低たんぱく血症(≦5.0/100mL)
③ アシドーシス(pH≦7.25)   ⑦ 低血糖症
④ 呼吸窮迫   ⑧ 感染症

表 4-25 病的黄疸のめやす

早期黄疸(生後24時間以内の可視黄疸)
血清ビリルビン値の上昇が6mg/dL/日以上
血清ビリルビン値が17mg/dL以上
遷延性黄疸(生後2週間以上)
血清直接ビリルビン値が3mg/dL以上

(文献7より引用改変)

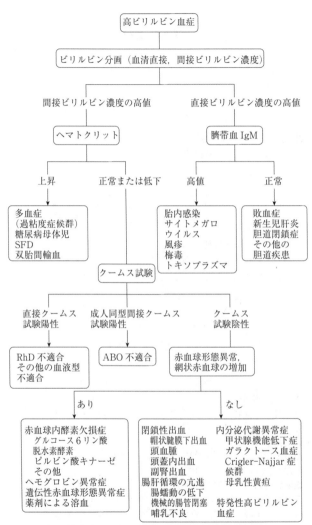

図 4-18 新生児黄疸の鑑別診断(文献24より引用)

3 分娩による影響および分娩外傷

> ▶▶アセスメント
> ❶ 分娩外傷の有無
> ❷ 頭部腫脹の鑑別

❶ 分娩外傷の有無

1. リスク因子と種類（図4-19）

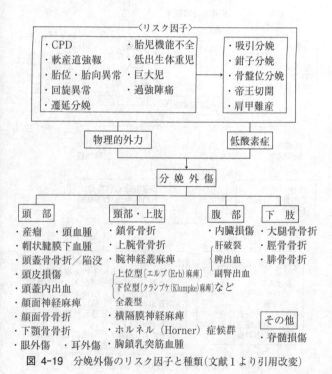

〈リスク因子〉

- ・CPD
- ・軟産道強靱
- ・胎位・胎向異常
- ・回旋異常
- ・遷延分娩

- ・胎児機能不全
- ・低出生体重児
- ・巨大児
- ・過強陣痛

- ・吸引分娩
- ・鉗子分娩
- ・骨盤位分娩
- ・帝王切開
- ・肩甲難産

物理的外力 ← → 低酸素症

分娩外傷

| 頭　部 | 頸部・上肢 | 腹　部 | 下　肢 |

頭　部
- ・産瘤　・頭血腫
- ・帽状腱膜下血腫
- ・頭蓋骨骨折／陥没
- ・頭皮損傷
- ・頭蓋内出血
- ・顔面神経麻痺
- ・顔面骨骨折
- ・下顎骨骨折
- ・眼外傷　・耳外傷

頸部・上肢
- ・鎖骨骨折
- ・上腕骨骨折
- ・腕神経叢麻痺
  - 上位型〔エルブ（Erb）麻痺〕
  - 下位型〔クランプケ（Klumpke）麻痺〕など
  - 全叢型
- ・横隔膜神経麻痺
- ・ホルネル（Horner）症候群
- ・胸鎖乳突筋血腫

腹　部
- ・内臓損傷
  - 肝破裂
  - 脾出血
  - 副腎出血

下　肢
- ・大腿骨骨折
- ・脛骨骨折
- ・腓骨骨折

その他
- ・脊髄損傷

図 4-19 分娩外傷のリスク因子と種類（文献１より引用改変）

❷ 頭部腫脹の鑑別(表4-26, 図4-20)

表 4-26　頭部腫脹の鑑別

	産瘤	頭血腫	帽状腱膜下出血
原　因	浮　腫	骨膜下出血	帽状腱膜と骨膜の間の出血
性　状	び漫性	限局性(骨縫合を越えない)	び漫性
硬　度	泥状軟	弾性硬	泥状軟
部　位	先進部	先進部と無関係	吸引部位に初発し拡大
数	常に1個	1～2個	
皮膚色調	変化なし	変化なし	高度出血例では眼窩上縁耳介後部に青色着色
経　過	娩出後に最大24時間で消失	生後数日目に最大3～6カ月残存	生後24時間で最大
合併症	なし	時に高ビリルビン血症	出血性ショック，高度貧血，血腫吸収にともなう高ビリルビン血症

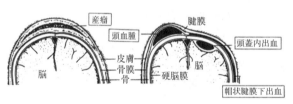

図 4-20　頭部損傷

4 成熟度

出生時に在胎週数相当の成熟度かどうかをアセスメントする.

▶▶アセスメント
❶ 身体計測値
❷ 外表所見,神経学的所見

❶ 身体計測値

1. 出生時体重基準値(図4-21,22)

2. 出生時身長・頭囲および胸囲基準値(図4-23,24)

low birth weight infant(LBW):低出生体重児(出生体重2,500 g未満の児の総称)

very low birth weight infant(VLBW):極低出生体重児(出生体重1,500 g未満の児)

extremely low birth weight infant(ELBW):超低出生体重児(出生体重1,000 g未満の児)

・在胎期間による新生児分類(**表4-27**, p.267の**表4-2**参照)

※出生体重が4,000 g以上の児を巨大児という.

3. 身体計測値(**表4-28**, p.309)

新生児の頭蓋(**図4-25,26**, p.310)

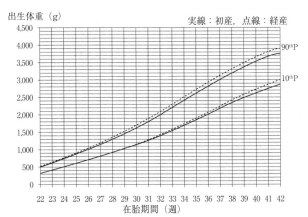

図 4-21　在胎期間別出生体重標準曲線(男児)（文献25より引用）

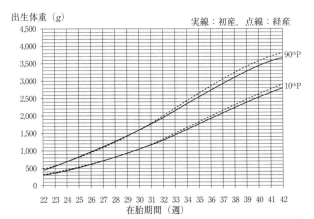

図 4-22　在胎期間別出生体重標準曲線(女児)（文献25より引用）

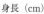

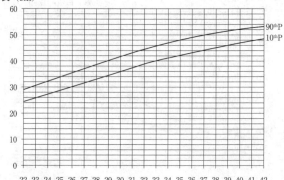

図 4-23 在胎期間別出生時身長標準曲線（男女・初産経産合計）
（文献25より引用）

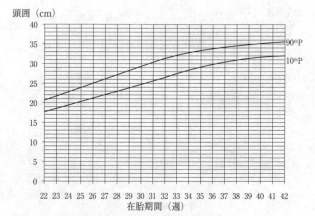

図 4-24 在胎期間別出生時頭囲標準曲線（男女・初産経産合計）
（文献25より引用）

表 4-27　胎児発育曲線による新生児の分類

light for dates infant：LFD light for gestational age infant	出生体重が在胎期間の標準値より軽い新生児（10パーセンタイル値未満）
small for dates infant：SFD small for gestational age infant：SGA	出生体重と身長が在胎期間の標準値を下回る新生児（10パーセンタイル値未満）
appropriate for dates infant：AFD appropriate for gestational age infant：AGA	出生体重が在胎期間の標準値に相当している新生児（10～90パーセンタイル値未満）
heavy for dates infant：HFD heavy for gestational age infant：HGA	出生体重が在胎期間の標準値より重い新生児（90パーセンタイル値以上）
large for gestational age infant：LGA	出生体重と身長が在胎期間の標準値を上回る新生児（90パーセンタイル値以上）

表 4-28　正常新生児の身長計測値

項　目		計　測　部　位	標　準　値
平均体重			男3.2 kg，女3.1 kg
身　長			平均50 cm
頭　囲		前後径周囲（眉間と後頭結節を結ぶ周囲）	約33～34 cm
肩周囲		上腕の大結節を結ぶ周囲	約35 cm
胸　囲		乳頭直上部の周囲	約32～33 cm
肩　幅		上腕の大結節間の距離	約11～11.5 cm
股　幅		大転子間の距離	約9 cm
児頭各部	小横径	左右の冠状縫合最大距離	約7.5 cm
	大横径	左右頭頂骨結節間の距離	約9～9.5 cm
	前後径	眉間・後頭結節間の距離	約11 cm
	大斜径	頤（オトガイ）部の先端と後頭間の最大距離	約13～13.5 cm
	小斜径	項窩から大泉門中央の距離	約9～9.5 cm

4. 新生児の頭蓋(図4-25, 26)

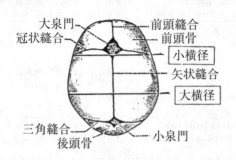

図 4-25　新生児の頭蓋(上面)

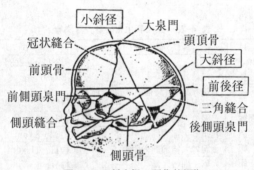

図 4-26　新生児の頭蓋(側面)

❷ 外表所見，神経学的所見

　外表所見得点と神経学的得点を合計して，在胎週数を診断する．はじめ，およその在胎週数を推計し，状態が安定してから正確に再評価する．正確度は±2.0週以内である（**図4-27**，**表4-29，30**）．

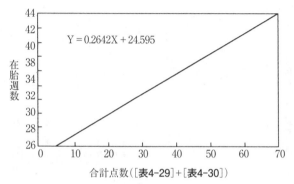

図 4-27　デュボヴィッツ（Dubowitz）の診断表：合計点数から在胎週数を読みとるグラフ

※表4-29，30のDubowitzの診断法を用いて採点した点数の合計をこの図表に合わせて，縦軸の在胎週数を診断する．

表 4-29 Dubowitzの診断表(1):外表所見による成熟度の採点基準

	0点	1点	2点	3点	4点
①浮腫	手足に明らかな浮腫、脛骨部圧痕(+)	手足には明らかな浮腫なし。脛骨部圧痕(+)	なし		
②皮膚の構造	非常に薄く膠様、ゼリー状の感じ	薄くて滑らか	滑らか。厚さは中等度。発疹または表皮剥脱	わずかに厚い。表在性に亀裂と剥奪(特に手足)	厚くて羊皮紙様。表在性または深い亀裂
③皮膚の色	暗赤色	一様にピンク	うすいピンク。体の部分により変化あり	蒼白。耳、唇、手掌・足底のみピンク	
④皮膚の(不)透明度(躯幹)	多数の静脈・細静脈がはっきりとみえる(特に躯幹で)	静脈とその支流がみえる	腹壁で数本の大きい血管がはっきりみえる	腹壁で数本の大きい血管が不明瞭にみえる	血管がみえない
⑤毳毛(背部)	なし	多数:背中全体に多数。密性	まばら(特に背面下部で)	少ない。毳毛のない部分があり	背中の少なくとも2分の1は毳毛なし
⑥足底のしわ Plantar crease	なし	足底の前半分にかすかな赤い線	前半分よりも広い領域にはっきりした赤い線。前1/3より狭い領域にはっきりした陥没線	前1/3より広い領域にはっきりした線	前1/3より広い領域にはっきりと深く陥没した線

(次頁につづく)

⑦乳頭の形成	乳頭がほとんどみえない。乳輪なし	乳頭がはっきりみえる。乳輪：平坦で滑らか。直径<0.75 cm	乳輪：点刻状（つぶつぶ）。辺縁隆起せず。直径<0.75 cm	乳輪：点刻状（つぶつぶ）。辺縁隆起。直径>0.75 cm
⑧乳房の大きさ	乳腺組織を触れない	1側または両側に乳腺組織を触れる。直径<0.5 cm	両側または片側に乳腺組織。1側または両側の直径 0.5～1.0 cm	両側に乳腺組織、1側または両側の直径>1.0 cm
⑨耳の形	耳介が平坦で形の形成不十分。辺縁の内屈（内彎曲）は（-）。またはわずか	耳介辺縁の一部分が内屈	耳介上部全体が不完全ながら内屈	耳介上部全体が十分に内屈
⑩耳の硬さ	耳介は軟らかく、容易にしわを作ることができる。反跳的に元の形に戻ることがない	耳介は軟らかく容易にしわを作ることができる。ゆっくり反跳して元の形に戻る	耳介の辺縁まで軟骨（+）。しかし軟らかい。反跳的に元の形に戻る	耳介は硬く辺縁まで軟骨（+）。瞬間的・反跳的に元の形に戻る
⑪性器 男児	両側とも、睾丸下降を認めない	少なくとも1個の睾丸が陰嚢内にある（ただし高位）	少なくとも1個の睾丸が完全に下降	
女児（股関節で半分外転）	大陰唇が広く離開。小陰唇突出	大陰唇は小陰唇をほとんど覆う	大陰唇が小陰唇を完全に覆う	

表 4-30 Dubowitzの診断表(2)：神経学的検査による成熟度の採点基準

	0点	1点	2点	3点	4点	5点
①姿 勢 仰臥位 安静	脚と胸を伸展	股関節、膝関節でわずかに屈曲、胸は伸展	脚が、より強く屈曲。胸は伸展	胸はわずかに屈、脚は屈曲外転	胸と脚が完全に屈曲	
②手の前屈 square window 検者の拇指と示指で、児の手を前腕の方向へ十分屈曲させるように圧力を加える	前腕と小指線の角度90° 90°	60°	45°	30°	0°	
③足関節における背屈 ankle dorsiflexion 検者の拇指を児の足蹠に、他の指を児の脚の背面に置き足を脚の前面に向けて屈曲させる	90°	75°	45°	20°	0°	
④胸の反跳 arm recoil 仰臥位。児の腕を5秒間屈曲させた後、手を引っ張って十分に伸展させ、それから手を放す	180° 伸展。または無目的の運動	90〜180° 屈曲不完全または反跳ゆっくり	<90° 迅速。完全に屈曲			
⑤脚の反跳 leg recoil 仰臥位、股関節と膝関節を完全に屈曲（5秒間）、次いで足を引っ張って脚を伸展した後、手を放す	180° 屈曲(-)。またはわずか	90〜180° 不完全な屈曲	<90° 股関節および膝関節で完全に屈曲			

（次頁につづく）

	膝の角度 180°	160°	130°	110°	90°	<90°
⑥膝窩の角度 popliteal angle 検者の左の拇指と示指で、児の上腿を胸壁につけ（膝胸位）、右の示指で足関節の後部を圧して、脚を伸展させる。膝と頭の距離、膝の伸展の度合を観察	180°	160°	130°	110°	90°	<90°
⑦踵→耳 heel to ear maneuver 児の足を持って頭部に近づける。足と頭の伸展の度合を観察						
⑧スカーフ徴候 scarf sign 仰臥位。児の手を持って、頸部の前を通過して他側の肩へ、そして後方へ向けて、できるだけ引っ張る	肘が他側の腋窩線に達する	肘が正中線と腋窩線との間	肘が正中線の位置	肘が正中線に達しない		
⑨頭部の遅れ head leg 仰臥位。児の両手（小さな児では胸）を握り、ゆっくりと坐位に引き起こす。頭部と躯幹の位置関係を観察	頭部が完全に後方に垂れる	頭部が不完全ながら躯幹の線についていく	頭部を躯幹の線に保つことができる	頭部を躯幹より前に出す		
⑩腹位懸垂 ventral suspension 腹臥位。検者の手を児の胸の下に置いて児を持ち上げる。背部の伸展度、腕と足の屈曲。頭部と躯幹の位置関係を観察						

315

5 先天性異常（マス・スクリーニング）

▶▶アセスメント
❶ 先天性代謝異常等のスクリーニング
❷ 聴覚スクリーニング

❶ 先天性代謝異常等のスクリーニング

先天性代謝異常のマス・スクリーニング：外表奇形（p.271〜272の**表4-5**参照）

児の哺乳量が安定した生後4〜6日に採血する．哺乳量が少ない（100mL/kg/day以下），抗生物質使用時は延期するか再検査を行う（疑陽性になることがあるため）．

1. ガスリーテストによってスクリーニングされる疾患

・フェニールケトン尿症　　・メープルシロップ尿症
・ホモシスチン尿症　　・先天性副腎過形成症
・ガラクトース血症　　・クレチン症

2. タンデムマス法によってスクリーニングされる疾患

ガスリーテストで対象となっているアミノ酸系代謝異常3疾患を含む20数種類の病気が1回の検査でスクリーニング可能となる．発見しうる病気（25疾患）のうち，見逃しの少ない16疾患を1次対象疾患としている（**表4-31**）．

❷ 聴覚スクリーニング

・先天性難聴は比較的頻度が高く（出生1,000人当たり約1人），早期診断・早期治療がその重症度を軽減する（**図4-28**，**表4-32**）．

・出生直後は偽陽性率が高い．新生児聴力スクリーニングは生後2日目以降に行う．

・要再検（refer）が必ずしも聴力障害であるわけではない．

表 4-31　タンデムマス・スクリーニングで見つかる主な疾患

	タンデムマスの対象疾患	発症時期	主な臨床症状	発見頻度*	感度
アミノ酸代謝異常	1) フェニールケトン尿症**	新〜乳	痙攣，発達遅延	1：6万	○
	2) メープルシロップ尿症**	新〜乳	多呼吸，アシドーシス	−	○
	3) ホモシスチン尿症**	新〜乳	遅れ，発育異常	−	○
	4) 高チロジン血症1型	新〜乳	肝・腎不全	−	▲
	5) シトルリン血症(1型)	新〜乳	興奮，多呼吸，昏睡	1：40万	○
	6) アルギニノコハク酸尿症	新〜乳	興奮，多呼吸，昏睡	1：80万	○
	7) アルギニン血症	新〜乳	興奮，多呼吸，昏睡	−	▲
	8) シトリン欠損症	新〜乳	一過性乳児肝炎類似症状	1：9万	○
有機酸代謝異常	9) メチルマロン酸血症	新〜乳	アシドーシス，遅れ	1：11万	○
	10) プロピオン酸血症	新〜乳	アシドーシス，遅れ	1：4万	○
	11) β-ケトチオラーゼ欠損症	新〜乳	ケトアシドーシス発作	−	▲
	12) イソ吉草酸血症	新〜乳	アシドーシス，体臭	1：40万	○
	13) メチルクロトニルグリシン尿症	新〜乳	筋緊張低下，ライ症候群	1：13万	○
	14) HMG血症	新〜乳	ライ症候群，低血糖	−	○
	15) 複合カルボキシラーゼ欠損症	新〜乳	湿疹，乳酸アシドーシス	1：40万	○
	16) グルタル酸血症1型	新〜幼	アテトーゼ，遅れ	1：20万	○
脂肪酸代謝異常	17) MCAD欠損症	乳〜幼	ライ症候群，SIDS	1：13万	○
	18) VLCAD欠損症	乳〜成	低血糖，筋肉症状，心障害	1：20万	○
	19) TFP(LCHAD)欠損症	新〜成	ライ症候群，SIDS	−	○
	20) CPT1欠損症	新〜乳	ライ症候群，肝障害	1：27万	○
	21) CPT2欠損症	新〜成	ライ症候群，筋肉症状	1：30万	▲
	22) TRANS欠損症	新〜乳	ライ症候群，SIDS	−	▲
	23) 全身性カルニチン欠乏症	乳〜幼	ライ症候群，SIDS	1：20万	▲
	24) グルタル酸血症2型	新〜乳	ライ症候群，低血糖	1：16万	▲
	25) SCHAD欠損症	新〜乳	低血糖発作	1：80万	▲

疾患名：HMG＝3-OH-メチルグルタル酸，VLCAD＝極長鎖アシル-CoA脱水素酵素，MCAD＝中鎖アシル-CoA脱水素酵素，LCHAD＝長鎖3-OH-アシル-CoA脱水素酵素，CPT＝カルニチンパルミトイルトランスフェラーゼ，TRANS＝カルニチン アシルカルニチン トランスロカーゼ，SCHAD＝短鎖3-ヒドロキシアシル-CoA脱水素酵素．

発症時期：新＝新生児期，乳＝乳児期，成＝成人期．

感度：○＝一次対象疾患（おおむね発見できる．治療効果も期待できると判断される疾患）16疾患

　　　▲＝二次対象疾患（現時点では見落としや治療効果が不確実な可能性のある）9症例

*発見頻度は2008年時点のパイロット研究の結果．

**＝現行マス・スクリーニングの対象疾患．

（文献10より引用改変）

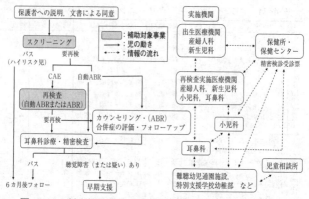

図 4-28 新生児聴覚検査事業の流れ（文献 1 より引用改変）

表 4-32 難聴のリスク因子

・保護者が児の聞こえ，話し方，言葉，発達遅延に関して不安を感じている場合*
・小児期発症の難聴家族歴*
・5 日を超える NICU 入院歴．ただし，次の場合，日数を問わない．ECMO 使用*，人工換気，耳毒性を有する薬物（ゲンタマイシン，トブラマイシン）やループ利尿薬（フロセミド）使用例，交換輸血を要した高ビリルビン血症
・サイトメガロウイルス*，ヘルペス，風疹，梅毒，トキソプラズマ胎内感染
・頭蓋顔面奇形（耳介，外耳道，副耳，耳瘻孔，側頭骨奇形含む）
・感音難聴や永続的伝音難聴をともなう症候群が疑われる身体の所見がある
・神経線維腫，大理石骨病，アッシャー症候群などの進行性，遅発性難聴*をともなう症候群．このほかに，ワーデンブルグ症候群，アルポート症候群，ペンドレッド症候群，ジャーベル・ランゲ・ニールセン症候群
・神経変性疾患*（ハンター症候群など），感覚性運動ニューロパチー（フリードライヒ失調症，シャルコー・マリー・トゥース病）
・感音難聴をともなう培養検査陽性の出生後感染*．例：培養検査陽性の細菌性またはウイルス性（特にヘルペス，水痘）骨膜炎
・頭部外傷，特に入院を要した頭蓋底や側頭骨の骨折*
・化学療法*

---

*特に遅発性難聴に注意する必要があるもの．

（文献26より引用改変）

6 哺乳状態

▶▶アセスメント
❶ 哺乳に関する機能・影響要因
❷ 授乳状態
❸ 哺乳量・栄養状態

❶ 哺乳に関する機能・影響要因

・吸啜・嚥下は34〜35週で調整でき，37週以降にうまく協調できるようになる.

・正常新生児でも，生後48時間以内は呼吸と嚥下との調和がとれておらず，生後4〜5日に安定したパターンになる（**図4-29**）.

・哺乳を障害する児側の因子
物理的・機械的原因：口唇裂，口蓋裂，後鼻腔閉鎖，食道閉鎖，気管食道瘻，舌小帯癒着症，口内炎など
神経・筋障害：低出生体重児，脳性麻痺，発達遅滞児など
心疾患・呼吸器疾患，全身衰弱

・母側の因子も哺乳の困難さに大きく影響する（褥婦編 p.230〜237参照）.

❷ 授乳状態

・開始時期
生後早期の授乳状態が母乳栄養の確立を左右する.
児の状態に合わせ，出生直後できるだけ早く初回授乳を行う（出生後30分以内）.

・哺乳パターン
生後数日はおおよそ1〜3時間ごとに頻回に哺乳する.
母乳分泌量の増加に伴い1日8〜12回となる.

・授乳のタイミング

授乳に最も適した意識状態はstate4(state3〜5). 児の欲求に合わせてタイミングよく授乳する(p.276の**表4-7**参照).

・授乳姿勢

母児がリラックスして快適に授乳できているか, 授乳姿勢(ポジショニング)や吸着(ラッチ・オン)を評価する(褥婦編p.230〜234参照).

❸ 哺乳量・栄養状態

・新生児の哺乳量・栄養状態は, 体重の増減(体重減少率, 日齢、体重増減の変化), 哺乳量, 尿や便の回数・量, 皮膚の緊張, 口腔粘膜の湿潤状況, 睡眠状態や活動性などから総合的に評価する.

分泌量が増加してくるのには個人差があり, 特に生後1カ月間は慎重に判断する(**表4-33**).

児の排泄の変化は, 母乳育児が効果的に行われているかを知る大きな目安である(**表4-34**).

・乳汁生産量と新生児の生理学的な胃の容量・乳汁摂取量(**表4-35**)

・新生児の必要エネルギー・栄養所要量(**表4-36, 37**)

・補足の診療基準(**表4-38**)

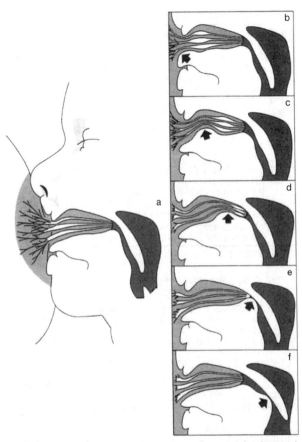

a：乳房と乳首によって形成される吸い口（ティート）が児の口を満たす．b：母乳を絞り出すために下顎が拳上する．c：舌は硬口蓋のほうに乳房を押し付けるように圧力をかけつつ，先端から奥に向けて蠕動様に波打つ動きをする．d：乳管洞が圧迫される．e：母乳が乳房から流れ出し飲み込まれる．f：顎が下がって母乳が乳頭の中に再度流れ込む．

（最近の研究では，乳管洞の存在は疑問視されている．）

図 4-29　正常な吸啜パターン（文献27より引用改変）

表 4-33　生後早期の体重減少・増加の目安

・生後早期の体重減少は 7〜10％（ILCA は 7％，WHO／UNICEF では 10％）である
　(注)これ以上になったら何らかを補足するというのではなく，体重減少がなるべく少なくなるようなケア(早期頻回授乳，母子同室，児を泣かせない，欲しがるサインに合わせた制限しない授乳，適切な授乳姿勢など)が大切である
・体重減少が 7％以上になる場合は，授乳の再評価が必要である
　頻回授乳しても，児が有効に吸啜していなければ，母乳産生増加にはつながらない．母乳産生は，乳房から乳汁が飲み取られる，または搾乳される量に依存して増える
・日齢 2 まで減ってもよいが，遅くとも日齢 4 までには増えだすことが望ましい
　日本の場合，少なくとも退院の日までには体重増加が確認できることが望ましい
　(注)生まれた日を「日齢 0」とした場合
・生後 10 日で出生体重に戻る(ILCA)（AAP は生後 2 週間，WHO／UNICEF では 2，3 週間としている）
　10％を超える体重減少を認めた群は，早期の failure to thrive のハイリスク群であるので，きめ細かいフォローが退院後も必要となる

ILCA：国際ラクテーション・コンサルタント協会　　(文献27より引用)

表 4-34　新生児の出生後早期の尿・便の排泄パターン

1. ILCA(国際ラクテーション・コンサルタント協会)
　・日齢 1 以降24時間で少なくとも 3 回の便をするようになる
　・日齢 4 までに，胎便から，黄色くて柔らかく水っぽい性状の便に変わる
　・日齢 3 までに，1 日に少なくとも 6 回の透明か薄い黄色の尿がみられるようになる
　・初回の排尿・排便は典型的には生後 8 時間以内にされる
2. WHO
　・24時間以内に薄い尿で 6〜8 枚の布のオムツを濡らす(紙オムツの場合はもっと少ないこともある)
　・24時間に 3〜8 回便をする．月齢が進むと便の回数は減るかもしれない
3. Spangler A, ILCA
　1) 尿や便の回数の目安
　・日齢 0：尿・便ともに 1 回以上
　・日齢 1：尿・便ともに 2 回以上
　・日齢 2：尿・便ともに 3 回以上
　・日齢 6 までに，24時間に 8 回以上オムツが濡れ，3 回以上排便がある
　2) 便の性状の変化
　・胎便(黒褐色)：0〜24時間
　・移行便(緑色)：出生後 2〜3 日まで
　・母乳便(黄色)：出生後 4〜7 日まで

(文献27より引用)

表 4-35 乳汁生産量と新生児の生理学的な胃の容量・乳汁摂取量

乳汁生産の段階		生後	1日の乳汁生産量平均（範囲）mL	生理学的容量mL（mL/kg）	授乳ごとの平均摂取量 mL	1日の平均摂取量（1オンス30mL換算）mL
	I	1日（0〜24時間）	37（7〜123）	7（2）	数滴〜5	30
		2日（24〜48時間）	84（44〜335）	13（4）	5〜15	30〜120
		3日（48〜72時間）	408（98〜775）	27（8）	15〜30	120〜240
II	乳汁来潮	4日（72〜96時間）	625（378〜876）	46（14）	30〜45	240〜360
		5日	700（452〜876）	57（17）	45〜60	360〜540
		7日	576（200〜1,013）	68（21）	－	－
		9日	－	76（23）	－	－
III		4週	750（328〜1,127）	－	－	－
		3カ月	750（609〜837）	－	－	－
		6カ月	800	－	－	－

（文献28より引用改変）

表 4-36 新生児の必要エネルギー

基礎代謝	50kcal/kg/day
運 動	15kcal/kg/day
体温調整	10kcal/kg/day
栄養の消化吸収等	8 kcal/kg/day
糞便, 尿への喪失	12kcal/kg/day
発 育	25kcal/kg/day
計	120kcal/kg/day

（文献29より引用改変）

表 4-37 新生児の栄養所要量

エネルギー	120kcal/kg
たんぱく質	3.3g/kg
脂肪エネルギー比率	45%
カルシウム	0.4g
鉄	6mg
ビタミンA	1,300IU
ビタミンB$_1$	0.2mg
ビタミンB$_2$	0.3mg
ナイアシン	4mg
ビタミンC	40mg
ビタミンD	400IU

（文献29より引用改変）

表 4-38　健康な正期産児の補足のための診療指針

授乳の評価や援助が必要だが，補足の適応にはならない場合

1）在胎37～42週で出生し，在胎週数相当の体重のある健康な
　新生児は，最初の24～48時間は，体重減少が7％を超えず，
　病気の徴候がなければ，たとえ眠りがちで1日の授乳回数が
　8～12回以下でも，補足の適応ではない

2）生後72時間以上たっても，よく母乳が飲めており，便が適切
　に排出されていて，体重減少が7％以下の場合は，ビリルビン
　が20mg/dL以下なら補足の適応とならない

3）児が夜むずかったり，もしくは数時間の間ずっと母乳を飲み
　続けたりしても，補足の適応とはならない

4）母親が眠っている場合も，補足の適応にはならない

健康な正期産児の補足の適応

5）適切な頻回の授乳に反応しない低血糖

6）母子分類
　・母親が病気で母子分離となってしまった場合(精神病，子癇，
　　ショックなど)
　・母親が同じ病院内にいない場合(母親の死亡など)
　・先天性代謝異常の児(ガラクトース血症など)

7）直接授乳できない児(先天性奇形，疾患など)

8）母親が授乳禁忌になっている薬物を使用している場合

健康な正期産児に補足の適応の可能性のある場合

9）児側の適応
　・適切な授乳の機会が与えられた後にも，検査室レベルで
　　(ベッドサイドの簡易検査ではなく)低血糖が明らかな場合
　・著しい脱水であるという臨床的な根拠がある場合
　・体重減少が8～10％で，産後5日以降も母親の乳汁産生が遅
　　れている場合
　・排便が遅れているか，生後5日でも胎便が続く場合
　・母乳分泌が適切であるにもかかわらず，児が十分摂取できな
　　い場合
　・高ビリルビン血症
　・適切な介入によっても摂取が不足で「母乳育児がうまくいっ
　　ていないために起こる黄疸」がある場合
　・ビリルビンが20～25mg/dL以上である以外は正常に発育し
　　ている「母乳性黄疸」の場合で，診断のために母乳育児を中
　　断することが有用な可能性がある場合

(次頁につづく)

10) 低出生体重児
- 十分な母乳が得られない場合
- 栄養的に補足が適応となる場合

11) 母親側の適応
- 産後5日を過ぎても乳汁産生が遅れており，児が適切な量を摂取できない場合
- 授乳時の痛みに耐えられず，介入によっても軽快しない場合
- 重症であったり遠隔地に居て，児の元に行かれない場合
- 原発性乳腺発育不全（原発性乳汁分泌不全）は，妊娠中の乳腺の発育が不全で，乳汁産生がわずかしかみられないことが根拠になる．また，乳房の病理的な変化や以前に乳腺の手術を受けていて，母乳の産生が少ない場合もある

12) 乳汁の産生が遅れている場合
- 胎盤残留（胎盤の残留を除去すれば，乳汁分泌開始が見込まれる）
- シーハン症候群（産後の出血により起こり，乳汁分泌がみられない）

（文献30より引用改変）

7 神経学的異常

❶ 反射の見方と消失時期(表4-39)

次のような場合は，神経学的異常が考えられる．

1. みられるべき反射がみられない場合

2. 消失していくべき時期になっても消失しない場合

3. 反射に常に左右差がみられる場合

4. 一度消失した反射が再び出現した場合

① 探索反射，吸啜反射，嚥下反射は哺乳に関する反射である．

② 哺乳時の反射は，新生児には常に存在するが，分娩ショック期や仮死のときには一時出現しないことがある．

③ 意識レベル：state4のとき，もっとも反射が誘発されやすい．

表 4-39 新生児の反射

反射	誘発方法	出現する在胎週数・消失時期	異常により疑われる疾患
探索反射 （口唇追いかけ反射） rooting reflex	・口唇および口角を刺激すると、刺激の方向に口およひび頭を向け、口を開ける	・在胎24〜28週より認めら、32〜34週ごろに完全となる	・反射の減弱または欠如→ 脳幹障害、重症筋力症、 ウェルドニッヒ・ホフマン病、先天性筋疾患
吸啜反射 sucking reflex	・口腔内に指や乳首を入れたとき、吸いつく反射	・ほほは生後3カ月ごろまでに消失	
モロー反射 Moro reflex	①仰臥位の児の頭部を約30度持ち上げ、急に支えを取って落とす ②仰臥位で児の後ているシーツを急に引っ張る ③平手でマットレスをパンッと叩くなどの刺激で、新生児は両上肢を対称的に外転・伸展し、その後両上肢を内転屈曲する（抱きつくような運動）	・在胎22〜24週から不完全に出現しはじめ、29〜32週に上肢の外転・伸展。37週以降、抱擁反応としてて完全なかたちとなる ・生後3〜4カ月まで、遅くても6カ月までに消失する	・反射の存続→脳性麻痺 ・一側上肢の反射欠如または減弱→腕神経叢麻痺、上腕骨骨折、鎖骨骨折
背反射 trunk incurvation reflex	・児を腹に支え、脊柱にそっての外側部を軽くこすりあげると、脊柱は反対側に逃げ開き弯をきたし、頭部・骨盤は刺激側へ動揺する。左右とも出現する	・健康新生児に必発 ・生後2〜3カ月以降出現、9カ月以降頻度は低下し、9カ月以降はみられない	・反射の欠如→脊髄障害、脳損傷 ・反射の亢進→脳性麻痺、錐体外路性損傷 ・左右非対称→片麻痺

（次頁につづく）

326

	誘発方法	出現時期	異常
把握反射 grasp reflex	・手掌に検者の指を滑り込ませると、握りしめる反射	・在胎25～28週より短時間弱くみられるが、自分の体をベッドから離れるほど持ち上げられるのは約36週から。 ・生後3カ月ごろ消失。6カ月以降の出現は強制把握と呼ばれ、異常である	・反射の欠如→末梢神経障害の有無を確認のうえ中枢神経障害を疑う ・反射の存続→脳性麻痺、ことに前頭葉障害 ・左右非対称→片麻痺
引き起こし反応 traction response	・検者の手を新生児が把握してのち、坐位に引き起こす。新生児は肘を屈曲して頭を支える	・在胎36週以降、持続	・筋トーヌスが低下、頭が固定しない→ダウン症候群、片麻痺、腕神経叢麻痺
交叉伸展反射 crossed extension reflex	・一側の下肢を伸展し膝関節を固定しておき、その足底を摩擦あるいは圧迫すると、反対側の下肢をゆっくりと屈曲する。次に伸展内転し、刺激を払いのけるようにする	・在胎35週までに現れ、生後1カ月までには出現しやすい ・7カ月までに消失	・反射の減弱または欠如→脳性麻痺など強直性のある場合 ・反射の存続→痙性麻痺
緊張性頸反射 tonic neck reflex	・仰臥位で、頭を一方に向けると、顔の向いた側の上下肢は伸展し、反対側の上下肢は屈曲する。フェンシング様の構えが特徴	・生後すぐに出現し、2～3カ月ごろ著明。6カ月くらいで消失	・反射の亢進→痙性麻痺 ・反射の存続→中枢神経異常

（文献1より引用）

8 養育環境

清潔で安全・快適な環境，母子接触や授乳・育児行動が十分にできる環境が重要である．
・適切な湿度，温度，空気，光，音
　熱喪失の経路と保温（**図4-30**，**表4-40**）
・感染予防：コットの間隔60cm以上，手洗い設備，清潔なリネン類，感染者・保菌者の隔離など
・事故予防：転落，窒息，取り間違えや誘拐などの予防

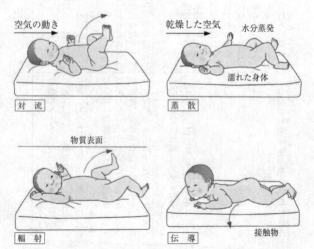

図 4-30　新生児の熱の喪失経路（文献9より引用改変）

表 4-40 出生直後の保温法

熱損失経路	メカニズム	出生直後の保湿性
対流	空気の流れで熱が移動	室内の気流を最小限にする．気流を避けて寝かせる．帽子をかぶせる
輻射	周囲の環境との間で熱が移動	冷たい壁際や窓際を避ける．室温を上げ，壁の温度を高くする．ラジアントウォーマーを使用する
蒸散	皮膚や粘膜の水分の気化による	体表面の水分をただちに拭き取る（皮膚を乾燥させる）．湿度の調節をする（加湿する）
伝導	直接触れるものの間で熱が移動	身体に触れるものは温かくし，温かい手で触れる．濡れたタオルやリネン類はただちに取り替える．母子間の skin to skin contact

（文献9より引用改変）

1カ月健診までのアセスメント

1 全身状態

▶▶アセスメント
- ❶ 一般状態
- ❷ 哺乳状態
- ❸ 反射の有無
- ❹ スクリーニング

❶ 一般状態
- ・バイタルサイン(p.275~283参照)
- ・筋緊張・姿勢；活発な四肢の動き
- ・皮膚の状態；脂漏性湿疹，血管腫，黄疸，かぶれ，汗疹
- ・臍部の状態；出血，浸出液，発赤，腫脹，肉芽形成
- ・排泄物の性状

❷ 哺乳状態(p.230~236参照)
体重増加量(推移)，活気などと合わせ判断する.

❸ 反射の有無(p.326~327の表4-39参照)

❹ スクリーニング
聴力，視力，股関節開排制限など

2 発育・発達状態

> ▶▶アセスメント
> ❶ 身体発育
> ❷ 感覚器系の発達

❶ 身体発育

- 1日平均体重増加量は25〜35 g であり，20 g 以下，40 g 以上は要注意
- 1カ月で身長約 4 〜 5 cm，頭囲約 3 cm，胸囲約 4 cm 増加する.
- 体重，身長，頭囲，胸囲の 4 項目は，出生時と 1 カ月健診の計測値を用いて，乳幼児身体発育パーセンタイル曲線で評価する.

❷ 感覚器系の発達 (表4-41)

表 4-41　正常新生児の感覚的・知覚的能力

①母親の声を聞き分ける（母親の声を聞くと吸啜パターンを一時的に変化させる）
②物体または人の顔を目で追う（追視）
③図形・模様を選択的に見る
④ベルの音，人の声の方向へ頭を向ける
⑤表情を模倣する
⑥母親の体臭を嗅ぎ分ける
⑦大人の語りかけに対して体動で反応する
⑧各種感覚間のマッチング
⑨味の違いがわかる，甘味を好む

(Klaus, 1992)

（文献31より引用）

❶ 養育環境

・安全面や暑さ・寒さへの配慮がなされているか.
・寝具などの汚れ, 不潔な状態ではないか.
・家屋, 家具の破損がないか.
・子どものおもちゃ, 衣類などが準備されているか.
・近隣との付き合いはあるか, また, 育児支援者(相談者)
はいるか.

❷ 虐待のリスク

【児側】・栄養;体重増加が著しく不良, または極端な体重
　　　　　増加がないか.
　　　・清潔;身体や衣類の汚れや異臭, オムツかぶれな
　　　　　どはないか.
　　　・外傷;不自然なあざ, 外傷はないか.
【母側】・育児上のストレスや不安が強くないか.
　　　・授乳しない, 抱かない, 児と視線を合わさないな
　　　　どかかわりが少なくないか.
　　　・児の欲求を無視していないか.
　　　・子どもの扱いが乱暴ではないか.
　　　・自制心に欠けていないか(例:児に対して叩く,
　　　　怒鳴る).

V. ハイリスク児のアセスメント

1 ハイリスク児の予測

Ⅲ.新生児期のアセスメント項目 1 ～ 8 に加えて，以下の項目についてアセスメントする.

▶▶アセスメント
❶ ハイリスク児のリスク因子と児への影響
❷ 異常症状の予測

❶ ハイリスク児のリスク因子と児への影響

ハイリスク児(high-risk infants)

〔リスク因子〕→〔児への影響〕を示す.

1. 母体に関する因子

・糖尿病→低血糖・多血症など

・甲状腺機能亢進症→甲状腺機能亢進症

・副甲状腺機能亢進症→低カルシウム血症

・トーチ(TORCH)感染症→児の感染症・奇形

・突発性血小板減少症→血小板減少症

・重症筋無力症→重症筋無力症(呼吸障害)

・母体高齢(35歳以上)→染色体異常〔ダウン(Down)症候群〕

・羊水過多症→中枢神経異常・上部消化管閉鎖

・羊水過少症→ポッター(Potter)症候群

2. 分娩に関する因子

・帝王切開→RDS，一過性多呼吸症

・羊水混濁→MAS(胎便吸引症候群)，感染症

・前期破水・母体発熱→感染症

・吸引分娩→帽状腱膜下出血

・難産・第2期遷延→分娩外傷・頭蓋内出血

3. 新生児に関する因子

・重症新生児仮死→呼吸障害・頭蓋内出血

・早産児(未熟児)→無呼吸・低体温など

・SFD(small for dates)児→低血糖・多血症など

・HFD(heavy for dates)児→IDM(infants of diabetic mother)の可能性

・巨大児→分娩外傷

・多胎→胎児間輸血症候群，多血症，貧血

・2つ以上の小奇形→重篤な異常の合併

・血液型不適合→溶血性黄疸・貧血

(文献10より引用改変)

❷ 異常症状の予測

(1) 早産児，低出生体重児(**表4-42**)

(2) 低血糖(**表4-43〜45**)

(3) 感染症児(**表4-46**)

(4) NICUがない場合(**表4-47**)

表 4-42　低出生体重児に起こりやすい異常

早産児	light for dates infant：LFD
・新生児仮死	・染色体異常
・呼吸窮迫症候群(RDS)	・先天奇形
・無呼吸発作	・慢性胎児感染症
・頭蓋内出血	・周産期低酸素症
・非溶血性高ビリルビン血症	・胎便吸引症候群(MAS)
・貧　血	・低血糖症
・低体温	・多血症
・感染症	
・未熟児網膜症	

(文献1より引用)

表 4-43　低血糖の症状

痙攣(seizure)，振戦(tremor)，易刺激性(irritability)，泣き声の異常(abnormal cry)，眼球上転(eye rolling)，嗜眠傾向(lethargie)，無欲様(apathy)，無呼吸(apnea)，多呼吸(tachypnea)，チアノーゼ(cyanosis)

(文献10より引用改変)

表 4-44　低血糖と同様な症状を呈する疾患

敗血症／髄膜炎，核黄疸，低体温，頭蓋内出血，低カルシウム血症，低ナトリウム血症，高ナトリウム血症，低マグネシウム血症，離脱症状(母体薬物使用)

(文献10より引用改変)

表 4-45　血糖測定上の誤差

・うっ血した末梢血	：低め
・採血から測定までの時間が長い	：低め
(室温で1時間で18mg/dL低下する)	
・ヘマトクリット値が高い	：低め
・検査に使用した血液量が少ない	：低め

(文献10より引用改変)

表 4-46 新生児敗血症の臨床症状

分　類	症　　　　　状
全身症状	活動力低下，元気のない泣き声，哺乳力低下，なんとなく元気がない "not doing well"，体温異常
皮膚症状	紅斑，膿疱，大理石紋様，出血斑，硬性浮腫，皮膚硬化症
呼吸器症状	無呼吸発作，多呼吸，鼻翼呼吸，呼吸窮迫，陥没呼吸，うめき声，チアノーゼ，ラ音，呼吸音減弱
循環器症状	蒼白・チアノーゼ，頻脈，不整脈，ショック状態
消化器症状	嘔吐，下痢，メレナ様症状(消化管内出血)，腹部膨満，排便障害(腸管麻痺)
中枢神経症状	嗜眠，易刺激性，振戦，痙攣，眼球運動異常，反射の亢進または減弱，小泉門膨隆
血液症状	黄疸，貧血，出血傾向，脾腫

(文献 1 より引用)

表 4-47 NICUがない施設における新生児搬送の対象となる徴候

早産児	母体搬送が間に合わない場合
低出生体重児	栄養の確立．無呼吸発作の有無などについて観察が必要
新生児仮死	アプガースコアが回復しても呼吸障害や皮膚蒼白が遷延する場合．大泉門膨隆を認める場合
分娩外傷	外傷による障害程度が強いと疑われたとき
呼吸障害	p.278の**表4-9**，p.279の**表4-10**参照
無呼吸発作	原因検索（感染，低血糖，体温異常，黄疸，頭蓋内出血など
チアノーゼ	還元ヘモグロビンの上昇（5 g/dL以上）による低酸素の症状と認識し，先天性心疾患，多血症，呼吸器疾患などの検索・治療
筋緊張低下	外科的疾患，頭蓋内出血，髄膜炎，敗血症，代謝異常などの鑑別
痙攣	低酸素脳症，頭蓋内出血，核黄疸などの鑑別が必要
大奇形	生活に支障をきたす場合，合併奇形の可能性
多発奇形	合併奇形の検索，新生児期治療の可能性
特異顔貌	染色体異常，奇形症候群の鑑別
哺乳障害	多岐にわたる原因の早急な検索が必要
嘔吐	初期嘔吐や胃軸捻転以外の原因の検索が必要．特に胆汁を含む嘔吐物，下痢，血便を伴う場合は緊急搬送を考慮する
腹部膨満	腸回転異常，小腸閉塞などの鑑別
発熱	皮膚温37.5℃以上の場合は直腸温などの深部温を測定し原因を検索
低体温	皮膚温35.5℃以下の場合，体温管理が必要になるか否かを検討する
黄疸	早期黄疸，光線療法に抵抗する黄疸，症状をともなう黄疸では原因検索・治療が必要
吐血・下血	アプトテストで児血によるものと確認された場合
心雑音・不整脈	原因の検索が必要

（文献7より引用改変）

❶ 環　境

1. NICU入室の児の基準(表4-48)
2. 保育器内設定環境の基準(表4-49)
3. コット保育の基準
   (1) 正期産児
   裸体での観察，酸素投与，感染予防の目的でクベース収容する必要がなく，体温が安定している．
   (2) 早産児(正期産児の基準のほかにさらに加えて)

表 4-48 新生児集中治療室(neonatal intensive care unit : NICU) 収容の適応となる児

---

1. 極低出生体重児
2. 呼吸障害の強い児(人工換気療法の適応となる児)
3. 頻回の無呼吸発作
4. 痙攣重積
5. 重症感染症(敗血症，髄膜炎)
6. 重症黄疸(交換輸血適応例)
7. 重症仮死
8. 治療を要する先天性心疾患
9. 重症奇形
10. 胎児水腫
11. 心不全

(文献32より引用)

表 4-49 出生体重別の保育器内設定温度

出生体重	日齢0日	10日	20日	30日
<1,000 g	36〜37℃	35℃	34℃	33℃
1,000〜1,500 g	35	34	33	32
1,500〜2,500 g	34	33	32	31
>2,500 g	33	32	31	

（文献32より引用）

①着衣で器内温31.5℃のもとで24時間体温が維持できる.
②コット保育前7日間の体重増加が20 g/day前後
③摂取カロリーが120 kcal/kg/dayに到達している.

3 両親の心理状態

❶ 低出生体重児と親との関係性(表4-50)

❷ 心理状態の変化(図4-31)

悲しみから立ち直るのには6カ月から1年を要するといわれる.

ただし,適応や再起の時期や反応は個人差があるため,親のありのままの姿をとらえることが重要である.

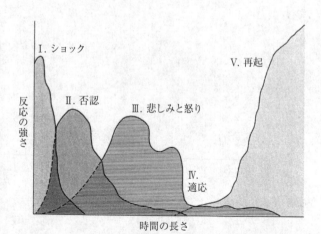

図 4-31 先天奇形を持つ子どもの誕生に対する正常な親の反応の継起を示す仮説的な図(文献33より引用)

表 4-50　低出生体重児と親における関係性の発達モデル

		ステージ0	ステージ1	ステージ2
関係性の特性(親の児についての認知・解釈)		胎内からの連続性を持ったわが子という実感がない	「生きている」存在であることに気づく	反応しうる存在であることに気づく
親のコメント		「これが私の赤ちゃん？」「本当に生きられるのだろうか」「見ているのがつらい，怖い」「腫れものに触るよう」「将来どうなるのだろうか」「これで人間になるのだろうか」「夢であったらいいのに」	「生きていると思えた」「頑張っているんだ」	「○○ちゃん(そっと名を呼ぶ)」「お目目開けて」「(児が)じっと見ている」「顔をしかめる」「足を触ると動かす」
親の行動	接触	触れることができない	促されて触れる．指先で四肢をつつく	指先で四肢を撫でる
	声かけ	無言	(涙)	呼びかけ．そっと静かな声
	注視	遠くから"眺める"	次第に顔を寄せる	児の視線をとらえようとする
児の状態・行動		(急性期)生命の危機．筋肉は弛緩し，動きはほとんどない	顔をしかめる．時々目を開ける	持続的に目を開ける．四肢を動かす．泣く

		ステージ3	ステージ4	ステージ5
関係性の特性(親の児についての認知・解釈)		反応に意味を読み取る(肯定的－否定的)	「相互交流しうる」存在であることに気づく	互恵的(reciprocal)な相互作用の積み重ね
親のコメント		「呼ぶとこちらを見る」「帰ろうとすると，泣く」「手を握り返す」「触ろうとすると手足を引く」「目を合わせようとすると，視線を避ける」	「本当に目が合う」「泣いても私が抱くと泣きやむ」「上手にオッパイを吸ってくれた」「吸ってくれると，オッパイが張る」「眠ってくれないと，帰れない」	「顔を見て笑うようになった」「お話をするんです」(クーイング)
親の行動	接触	掌で躯幹を撫でる．頬や口の周りをつつく	掌で頭をぐるりと撫でる，接触に抵抗がない	くすぐる．遊びの要素を持った接触
	声かけ	一方的な語りかけ．成人との会話の口調	対話の間を持つ語りかけ．高いピッチ	マザリーズ(母親語)
	注視	児の表情を読み取ろうとする	見つめ合う	あやす(と笑う)

(次頁につづく)

児の状態・行動	眼球運動の開始(33週). 自発微笑の増加. 呼びかけに四肢を動かす. 声のするほうへ目を向ける. 差し出した指を握る・吸う. 声をあげて泣く	18〜30cmの正中線上で視線を合わせる(38週). 力強くオッパイを吸う. Alertな時間が長くなる. 語りかけに動きを止めて, 目と目を合わせる	社会的微笑の出現(人の声に対して42〜45〜50週まで, 人の顔に対して43〜46週〜漸増)

（文献29より引用改変）

❸ 喪失体験と悲哀のプロセス(先天性異常児出生の例)

1. 喪失体験

①「五体満足」な児の母親になることができなかった (アイデンティティの喪失).

②期待していた「五体満足」な児を得ることができなかった (期待の喪失).

③「五体満足」な児を出産することができなかった (分娩・母親能力の喪失).

④「五体満足」な児を夫やその他の家族 (実母, 実父, 姑, 舅)に産んであげることができなかった (役割の喪失).

2. 悲哀の心理過程

①ショック:パニック, 身体症状

②自責感:妊娠中の行動 (食生活, 活動)

③怒り:児に対して, 医療者に対して, 自分に対して, 夫・家族に対して

④悲しみ, 抑うつ, 失望, 不安:家族からの孤立感, 社会からの疎外感, 子どもの将来についての不安, 母親であることの失望・不安

⑤子どもへの関心, 子どもの世話への関心

⑥情緒探索:先天異常の原因, 治療法, 予後, 養育方法 (親としての努力)

⑦子どもとの愛着形成

⑧子どもを心身ともに健全な子どもとして養育していくための活動の開始:養育 (愛護), 治療への参加, 仲間活動 (自助グループへの参加・活動)

（文献34より引用）

--------------------第4章の文献--------------------

1) 前原澄子・編：新看護観察のキーポイントシリーズ 母性〈II〉. 東京, 中央法規出版, 2011

2) 細野茂春・監：日本版救急蘇生ガイドライン2015に基づく 新生児蘇生法テキスト(第3版). 東京, メジカルビュー社, 2016, 44

3) 河野寿夫・編：ベッドサイドの新生児の診かた(改訂2版). 東京, 南山堂, 2009, 234

4) 森川昭廣・監, 内山 聖, 他・編：標準小児科学(第7版). 東京, 医学書院, 2009, 140

5) 長谷川奉延：性分化疾患の基礎と臨床. 日生殖内分泌会誌 19：5-9, 2014

6) Moore ML・著, 竹内 徹・監訳：新生児ナーシングケア. 東京, 医学書院, 1986

7) 日本産科婦人科学会, 日本産婦人科医会・編監：産婦人科診療ガイドライン 産科編 2017. 東京, 日本産科婦人科学会事務局, 2017

8) 新井隆広：胸部, 呼吸器系の診察. Neonatal Care 25：460-465, 2012

9) 横尾京子：新生児ベーシックケア. 東京, 医学書院, 2011

10) 仁志田博司：新生児学入門(第4版). 東京, 医学書院, 2012

11) Roberton NRC・著, 竹内 徹・訳：臨床新生児学. 大阪, 永井書店, 1989

12) Vaughan VC, et al：Nelson Textbook of Pediatrics (11 th ed). Philadelphia, WB Saunders, 1979

13) Koch G, et al：Adjustment of arterial blood gases and acid base balance in the normal newborn infant during the first week of life. Biol Neonat 12：136-161, 1968

14) 白幡　聡，他：新生児の検査−血液検査2．周産期医学 14：193-201，1984

15) 奥山和男・編：新生児・未熟児の取り扱い（新版）．東京，診断と治療社，1993

16) 仁志田博司：新生児学入門（第3版）．東京，医学書院，2004

17) 後藤玄夫：新生児の急性期反応蛋白質（APR）の基準値．Neonatal Care 19：234-242，2006

18) 新生児医療連絡会・編：NICUマニュアル（第3版）．東京，金原出版，2001

19) 佐藤　敬，他：神経症状・黄疸で観察すべきポイントは？ ペリネイタルケア 29(12)：1142-1148，2010

20) 玉井　普：症例から学ぶ新生児の生理と観察ポイント（症例2 チアノーゼ）．ペリネイタルケア 24(5)：494-497，2005

21) 垣内五月：嘔吐・吐血・下血．小児臨床ピクシス 16 新生児医療．五十嵐隆，他・編，東京，中山書店，2010，164

22) 山内芳忠：経皮的ビリルビン濃度測定法（その1）新生児生理的黄疸の観察．日新生児会誌 19：392-398，1983

23) 吉武香代子，他・編：新生児・未熟児の看護．東京，日本看護協会出版会，1987

24) 米谷昌彦，他：新生児の黄疸．小児科学．白木和夫，他・監，東京，医学書院，1997，428-435

25) 日本小児科学会新生児委員会：新しい在胎期間別出生時体格標準値の導入について．日小児会誌 114(8)：1271-1293，2010

26) 平野慎也・編：新生児の臨床検査基準値ディクショナリー．大阪，メディカ出版，2012，309

27) 日本ラクテーション・コンサルタント協会・編：母乳育児支援スタンダード（新装版）．東京，医学書院，

2012

28) 本郷寛子, 他：母乳育児支援コミュニケーション術. 東京, 南山堂, 2012

29) 橋本洋子：NICUとこころのケア(第2版). 大阪, メディカ出版, 2011, 19

30) 横尾京子・編：助産師基礎教育テキスト第6巻-産褥期のケア 新生児期・乳幼児期のケア. 東京, 日本看護協会出版会, 2012

31) 小川雄之亮, 他・編：新生児学(第2版). 大阪, メディカ出版, 2000, 902

32) 坂元正一, 他・監：プリンシプル産婦人科学2(改訂版). 東京, メジカルビュー社, 1998

33) Marshall HK, 他・著, 竹内 徹, 他・訳：親と子のきずな. 東京, 医学書院, 1985

34) 新道幸恵, 他：母性の心理 社会的側面と看護ケア. 東京, 医学書院, 1990

【欧文索引】

〈著者紹介〉（執筆順）

吉沢　豊予子（よしざわ　とよこ）：第1章・第2章
　　千葉大学大学院看護学研究科博士後期課程修了　博士（看護学）．長野県看護大学教授を経て，2004年より東北大学大学院医学系研究科ウイメンズヘルス・周産期看護学分野教授．
　　主な著書：「女性の看護学－母性の健康から女性の健康へ－」（メヂカルフレンド社，鈴木幸子共編著），「女性生涯看護学」（真興交易医書出版部），他．

中村　康香（なかむら　やすか）：第1章・第2章
　　千葉大学大学院看護学研究科博士後期課程修了　博士（看護学）．長野県看護大学助手，2007年より東北大学大学院医学系研究科ウイメンズヘルス看護学分野助教，2018年より同科ウイメンズヘルス・周産期看護学分野准教授．

鈴木　幸子（すずき　さちこ）：第3章・第4章
　　千葉大学大学院看護学研究科博士後期課程修了　博士（看護学）．東京都立築地産院勤務を経て，2005年より埼玉県立大学保健医療福祉学部看護学科教授．
　　主な著書：「女性の看護学－母性の健康から女性の健康へ－」（メヂカルフレンド社，吉沢豊予子共編著），他．

工藤　里香（くどう　りか）：第3章
　　三重県立看護大学大学院看護学研究科修了　修士（看護学）．東京都立母子保健院勤務を経て，2019年より富山県立大学看護学部准教授．

山本　英子（やまもと　えいこ）：第4章
　　群馬大学大学院医学系研究科博士前期課程修了　修士（保健学）．自治医科大学附属病院未熟児センター，医療法人社団東光会戸田中央産院勤務を経て，2018年より埼玉県立大学保健医療福祉学部看護学科准教授．

新訂第 5 版
マタニティアセスメントガイド

定価：本体 2,600 円＋税

1992 年 3 月 10 日発行	第 1 版第 1 刷
1996 年 3 月 25 日発行	新版第 1 刷
2003 年 1 月 15 日発行	改訂新版第 1 刷
2007 年 12 月 15 日発行	新訂第 1 版第 1 刷
2012 年 12 月 10 日発行	新訂第 2 版第 1 刷
2016 年 1 月 25 日発行	新訂第 3 版第 1 刷
2016 年 3 月 5 日発行	新訂第 4 版第 1 刷
2019 年 10 月 10 日発行	新訂第 5 版第 1 刷

［以上，真興交易(株)医書出版部発行］
2023 年 12 月 20 日発行　　新訂第 5 版第 1 刷 ©

編 著 者　吉沢　豊予子

　　　　　鈴木　幸子

発 行 者　株式会社メディカル・サイエンス・インターナショナル

　　　　　代表取締役　金子　浩平
　　　　　東京都文京区本郷 1 - 28 - 36
　　　　　郵便番号 113 - 0033　電話(03)5804 - 6050

印刷・製本：(株)リーブルテック

ISBN 978 - 4 - 89592 - 575 - 4　C3047